腸をダメにする習慣、鍛える習慣

腸内細菌を育てて免疫力を上げる30の方法

藤田紘一郎

ワニブックス
|PLUS|新書

はじめに

70歳を過ぎて、私はますます忙しくなってきました。寄生虫や腸内細菌が免疫に及ぼす研究を続け、年に数冊の本を書き、雑誌や新聞の取材を受け、講演で日本各地を飛び回るという毎日です。夏には毎年、インドネシアへ健康調査に出かけます。恋もちょっぴりします。「来年こそはセックスしようね」と冗談半分に誘ったりしています。そのときめきが、私を元気にしてくれます。

この頃感じるのは、40代50代の頃より、自分は元気だということです。忙しくしていても、疲れを感じることがそんなにありません。朝起きると、「さあ、今日も楽しもう」と意欲がみなぎっています。男性力の衰えも感じません。

私自身のこの元気さは、私の研究成果だと自負しています。

「病気を避け、元気に長生きする方法」を解明することは、私の研究テーマの一つです。みなさんが知りたいと願う、人生最大のテーマでもあるでしょう。多くのビジネス書では、「健康」「スキル」「ビジネス」「人脈」「投資」「好きなもの（家・車）」という順番でお金を使いなさい、と位置づけています。ビジネスの世界でも、最大の財産は健康であり、ビジネスに投資する以前に健康にお金をかけなさい、と言っているわけです。

幸いなことに、健康であり続けることに、それほどの大金はかかりません。世間にはさまざまな健康法がありますが、少なくとも私がおすすめする健康法に、大金はいりません。毎日の生活のなかで、どのような選択をするのか、どのような行動をするのか、その積み重ねです。しかし、それを知っているか否か、実践しているか否かによって、人生は質も長さもまったく違ってきてしまうのです。

それでは、人生を存分に生きるため、病気を避けるにはどうすればよいのでしょうか。健康のために、私たちが最も気を使うべき相手は、「腸内細菌」であることが、近年の研究によって明らかになってきています。腸を鍛え、そこに棲《す》む細菌たちを元気にしてあげれば、宿主である人間も元気になれるのです。

腸内細菌とは、たくさんの幸せを授けてくれる愛すべき存在です。そんな愛《いと》しき腸内細菌たちが、私たちのお腹には棲んでいます。では、なぜ腸内細菌が元気なら、私たちも病気にならずにすむのでしょうか。

腸内細菌は、病原菌を排除し、食物を消化し、ビタミンを合成しています。人が幸福感を覚えるとき、脳内はドーパミンやセロトニンといった「幸せ物質」が分泌《ぶんぴつ》されます。その前駆物質を合成して脳に送っているのも、腸内細菌です。また、人が病気にならないために、体内では免疫が常に機能していますが、免疫の働きは、およそ70パーセントを腸内細菌が築いています。

腸が原因と考えられる病気は、脳から心臓、関節、心まで、あらゆる部位に及ぶとされています。それは、腸内細菌の働きが免疫に深く関与しているからです。腸内細菌のバランスが乱れて腸が不調になれば、免疫がうまく働かずに万病が引き寄せられます。逆に、腸内細菌のバランスを整え、腸を健全に保てば、病気を避けられるのです。

みなさんはよく、「親がガンで死んだから、自分もガンになるかもしれない」という言い方をします。「親が糖尿病だから、糖尿病になった」「親が脳卒中で死んだから、血管の病気になるかもしれない」とも言うでしょう。しかし、腸内細菌さえ元気ならば、そんな心配はいらないのです。

たしかに、子は両親から遺伝子を受け継いでいます。同じ両親から生まれた兄弟でも、遺伝子の受け継ぎ方は異なります。すべての肉体は決して等しくはつくられていません。これが「個体差」と呼ばれるものです。病気のリスク遺伝子もしかり。人は、親から病気のリスク遺伝子を受け継ぎます。しかし、リスク遺伝子を受け継いだら必ず発病するわけではないのです。

これまで、100歳以上の百寿者の方々は、病気を起こすリスク遺伝子がないか、もしくは少ない恵まれた体の持ち主なのだろうと推測されてきました。その通説を覆《くつがえ》す研究結果が2010年に発表されています。ガンや心臓病、糖尿病などの生活習慣病である22の主要疾患のうち、30のリスク遺伝子多型の数を、超高齢者群と中高年者群とを対象に調べたところ、リスク遺伝子多型の数は、両群でほぼ差がありませんでした。

つまり、長寿者も一般の中高年者と同じように、病気のリスク遺伝子は持っていたのです。これにより、リスク遺伝子の数の多さが、生活習慣病の発症を決定づけているのではないことが明らかにされました。

長寿者も早死にする人も、人はみなそれぞれにリスク遺伝子を持っています。リスク遺伝子を持っていればその病気になる可能性はあるけれども、必ず発病するというわけではありません。発病するかどうかの分かれ道は、腸内細菌の数と、腸内バランスがいかに整っているかにあります。それでは、腸を元気にするために、私たちには何ができるのでしょうか。その方法を本書の中でお話ししていきます。本書で紹介する30の健康法は、すべて私が日々実践している「腸内細菌を喜ばせて自分はもっと元気になるための〝腸〟習慣」です。

今日あなたが腸内細菌のために行ったことが、明日からのあなたの人生を決めていきます。本書でよく勉強し、あなたの愛すべき腸内細菌をパワフルに働かせる〝腸〟習慣をどうぞ身につけてください。

２０１３年３月

藤田紘一郎

目次

第2章 腸をダメにする食べもの、鍛える食べもの

第1章
腸をダメにする食べ方、鍛える食べ方

1 肥満解消には脂肪細胞の働かせ方が大事

あなたが今以上に元気な心身を築き、毎日をエネルギッシュに過ごしたいと願うのならば、**腸内細菌を元気にしてあげる**ことです。詳しいことは順々にお話ししていきますが、免疫力の70パーセントは腸が、30パーセントは心がつくります。実は近年の研究により、腸の働きを良くするのも、心の幸福感を増やすのも、腸内細菌であることがわかってきています。

ところが、その大事な腸内細菌を痛めつけてしまうものや事柄がいくつかあります。その一つが、肥満です。体が脂肪で覆われると、体内に活性酸素が絶えず充満したようになります。活性酸素とは、体の細胞を傷つけ、さまざまな病気を引き起こす怖い物質で、非常に毒性が強く、これを浴びると腸内細菌が弱り、数を減らしてしまうのです。

肥満が体に良くないことは耳にタコができるほどよく聞く話ですが、「なぜいけないのか」といえば、腸内細菌に与えるダメージが大きく、結果としてそれが健康を損なう原因になってくるからなのです。

そこで必要になるのが、ダイエットです。腸内環境を良くし、**病気になりにくい心身をつくるためには、肥満解消が必要**です。ダイエットとは本来「食事療法」の意味ですが、日本では「痩せること」に意味がすり替わり、「ダイエット」を名乗る運動療法が数多くあるという、おかしなことにもなっています。

しかし、食事療法に限ってダイエット法を見ても、いずれも基本が抜け落ちています。**ダイエットに最も大事なことは、「食べ方」**です。

ダイエット法の多くは、カロリー制限を基本とします。カロリーとは、熱量の単位で、その食べものを摂ると体内でどの程度のエネルギーになるのかを数値化したものです。

最近は、1食を500キロカロリーに抑えた献立レシピ集なども数多く出版されています。こうしたレシピ集も、ダイエットの根本をエネルギー制限に置いています。

しかし、よく考えてみてください。カロリーとはただの数値です。人には、「個体差」

があります。同じものを食べても、消費されるエネルギーは人によってまったく違い、エネルギーの消費効率の良い体を持つ人がいれば、効率の悪い体を持つ人もいます。消費効率の悪い体を持つ人は、おのずと太りやすくなります。

いろいろなダイエットを試したものの思うように痩せられず、リバウンドを繰り返しやすいのも、ダイエットの負の側面です。ダイエットを成功させられない人は、エネルギーの消費効率の悪い、痩せにくい体をしていることをまずは自覚してください。

「おいしい！」という感覚がエネルギーを消費させる

では、消費効率の悪い痩せにくい体質とは、どのようなものでしょうか。

人の体は、約60兆個の細胞で成り立っています。それらの細胞の中には、細胞質内に脂肪滴《しぼうてき》を持った細胞が存在し、その数は数百億個といわれています。これが脂肪細胞と呼ばれるもので、脂肪を溜《た》め込むだけでなく脂肪の合成や分解なども行っています。

脂肪細胞には2種類があります。そのうちの1つ**「白色脂肪細胞」**は、**脂肪を蓄積し**

て、**肥満の原因になる細胞**です。脂肪を蓄えると数倍にも膨《ふく》らみ、それでも蓄え切れないほどの脂肪が入ってくると、細胞分裂して数を増やしていきます。もう1つの**「褐色脂肪細胞」は、脂肪を燃焼させる細胞**で、**運動などをしなくても脂肪を燃やし、体重を落とす作用**を持っています。

消費効率の悪い痩せにくい体質とは、白色脂肪細胞が活発で、褐色脂肪細胞の働きが悪くなっている体のことです。そこで今、褐色脂肪細胞を増やして、肥満の治療をしようとする研究が進んでいます。褐色脂肪細胞には、脂肪をエネルギー源として効率的に消費し、熱を発散させ、肥満を改善させる働きがあるからです。

さて、食事の際に、本来その食品が持つ熱量以上に体温が上昇することが、しばしば観察されます。これを研究すると、「おいしい」「いい香り」などエネルギーになると思われていない感覚刺激が、実はエネルギーを消費させていることがわかったのです。

「おいしい」「いい香り」と味覚・嗅覚などの感覚が刺激されると、交感神経が刺激されます。交感神経は、体内環境を整える自律神経の一つで、自律神経には活動の神経である交感神経と、休息の神経である副交感神経があり、両者は拮抗《きっこう》して動いています。

交感神経が刺激されると、ノルアドレナリンなどのホルモンが分泌されます。

ノルアドレナリンは、交感神経の神経伝達物質で、このホルモンが分泌されると交感神経は活動的になり、エネルギーの消費量が増すと同時に、褐色脂肪細胞の脂肪燃焼を誘導します。こうなると、食事をしながらも脂肪の燃焼率がぐんぐん高まります。

私がダイエットに最も大事なのは「食べ方」と断言する理由はここにあります。

「『おいしい』と感じながら食べること」「大好きな人と食べること」「ニコニコ食べること」の3つが、その献立が持つエネルギー以上の熱を消費させ、痩せやすい体をつくるのです。

反対に、「『まずい』と思いながら食べること」「嫌いな人と食べること」「ストレスを感じながら食べること」は、褐色脂肪細胞の活性を落とし、エネルギーの消費量を最低限にし、白色脂肪細胞に脂肪を蓄えさせることになります。「仕事をしながら食べる」「つき合いで飲みに行く」「ランチ会議をする」「子どもに注意しながら食べる」「ストレス解消のために食べる」という食べ方は、いずれも太る食べ方です。こうした食べ方を続けていると、いくら摂取カロリーに気を使っていても、太りやすい体になっていきます。

イライラや不安、不満などを感じながら食べることは、腸内細菌にとっても良くありません。詳しいことはあとでお話ししますが、**腸内細菌はストレスに悪い影響を受けやすい**という性質があります。ストレスを受けると、大腸菌やバクテロイデス菌、クロストリジウム菌など悪玉菌と呼ばれる菌が増えてしまい、腸内での病原性が高まります。こうなると、体を傷つける有害物質が発せられ、病気になりやすい体になっていきます。

また、悪玉菌が増えると、腸年齢がどんどん年を取ります。腸年齢は、寿命の長さに逆相関します。**腸年齢が高い人は早死にしやすく、腸年齢が若い人は長生きする**ことがわかっています。

「つき合いだからしかたがない」とお酒を飲みに行くお父さん、食事中に子どもや夫に小言を並べるお母さんに太っている人が多いのは、こうした理由があったのです。

ニコニコ食べれば、メタボも解消できる

2 脳に従っている限り、ダイエットは成功しない

私は、脳ほどダイエットを邪魔するものはないと思っています。脳で食事を考えているうちは、痩せることはできません。みなさんは、人間の脳は地球最高の叡智《えいち》であり、全能だと考えているかもしれません。しかし、私に言わせれば、脳にはモラルがないし、だまされやすいし、意志薄弱です。「人間は地球上で最も進化した生命体」と思っていること自体、うぬぼれ屋の脳がさせる思い違いです。

先日、ある患者さんに「ベンツウはいかがですか」と尋ねたら、「今日はベンツではなく、ポルシェで来ました」と得意げに答えました。この患者さんの脳は、かなりのうぬぼれ屋です。これは特別なことではありません。すべての脳がうぬぼれ屋だからです。

脳は私たちをだましますし、私たちも脳をだまします。不摂生な生活を送っている人

ほど「自分は病気にはならない」「太っていても大丈夫」と思い込んでいます。なんの根拠もなく脳に思い込ませ、快楽におぼれていたい脳は思い込みに従っているのです。

ところが、**腸は脳のようにだましたり、だまされたり、勘違いなどはしません**。うぬぼれたり、感情的になったりもしません。ただ黙々と自分に課せられた仕事を行います。

ですから、ダイエットを成功させたいのならば、腸に従ったほうがかしこい選択です。そう断言する根拠として、腸と脳の成り立ちを紐《ひも》解《と》いてみましょう。

地球上に最初の生命が生まれたのは、今から約40億年も前のことです。生物が最初に持った臓器は腸でした。脳ができたのは、約5億年前と推定されています。

生物は、歴史上8～9割もの期間を、脳を持たずに生きていたのです。約40億年という悠久の時に比べ、約5億年とは地球が1回まばたきをする程度の時間でしょう。

その悠久の時は、地上の生物が、腸を中心に進化を遂げてきた歴史とも言い換えられます。私たち人類も、その一部です。腸は人類が人間に進化する以前の古い歴史を知っているので「人間の体はこうなっている」と熟知していますが、大脳皮質は人類の進化とともに発達してきた臓器なので、人間の体を熟知できていません。人間もまた、歴史の浅い脳をうまく使いこなせていないのです。だからこそ、私たちは脳に簡単にだまされ、脳をだましてしまえるのでしょう。

そんな脳に対し、腸は私たち人間に誠実です。心身が健康であり続けられるよう、頑固なまでに自分の仕事を行います。「大便は体からの大きな便り」というのはその通りで、腸は便の量や色によって心身の健康状態を私たちに知らせています。便秘や下痢などは、腸の中で良くないことが起こっているという腸からの警告ですから、とくに腸の声に耳をすませて、腸内細菌が働きやすいようにしてあげることです。

ところが、脳がこれを邪魔するのです。精神的な疲労などが重なると、疲労感を一時でも忘れるために、暴飲暴食に走らせます。「ストレスと免疫の関係」も私の研究テーマの一つですが、ストレスにさらされると、たとえ便通の状態が良くないと知っていても、暴飲暴食という快楽に脳は飛びついてしまうのです。

ダイエットでリバウンドしやすいのは、「食事制限」という我慢がストレスとなり、一瞬でも気を許すと「甘いものを食べた〜い」「お腹いっぱい食べた〜い」と脳が強烈な指令を出すからです。食べ過ぎ飲み過ぎや肥満が健康に良くないことは誰もが知っていて、それでも**痩せられないのは、脳で考えてダイエットをしているから**です。

ダイエットを成功させるには、まず腸の声に耳をすませることです。目の前のスイーツを脳が「食べたい」と指令を出してきたら、腸に尋ねてみるのです。「腸サンは、本当にこのスイーツを食べたいかい?」と。腸はきっと「NO」と言うでしょう。脳の欲求に惑わされず、食べ過ぎ飲み過ぎを防ぐには、この一呼吸が非常に重要なのです。

脳が暴飲暴食を要求してきたら、必ず腸に問いかけてください。

あなたの問いかけに対し、腸は腸内細菌を増やす食事を欲しがるはずです。腸内細菌が増えれば腸内がきれいになり、消化力が高まって、排泄《はいせつ》力も増します。**腸内細菌の好物で食事を整えれば、人は絶対に太りません**。太っている人は痩せていきます。腸は無駄な食べものを決して欲しがりませんから、腸に従えばダイエットは成功します。そして、体も心も健康になります。そうした食べものについては、第2章にてお話ししましょう。

腸内細菌を増やす食事こそ、ダイエットの王道

3 ほどほどの運動とトウガラシで脂肪の燃焼率を上げる

「〇〇エクササイズを2週間続けたら、好きなものを食べていたのに、5キロも痩せた！」というキャッチフレーズをよく見かけます。本当かなと疑わしいものです。

一般に、1キログラムの脂肪を消費するには、7000キロカロリーを燃焼させる必要があるとされます。5キログラム脂肪を減らすには35000キロカロリーの燃焼となり、2週間で消費するには1日当たり2500キロカロリーずつ燃焼させていくことになります。ジョギングの場合、1時間で消費できるエネルギーは、一般に500キロカロリー前後ですから、5時間走り続けて、ようやく2500キロカロリーを燃焼できます。2週間で5キログラムの体重を落とすには、単純に計算して、毎日ジョギング5時間に匹敵する行動が必要になるわけです。

もちろん、人の体は数字通りにはいきません。その前提を覆すつもりはありませんが、よっぽど強靭《きょうじん》な精神の持ち主でなければ、運動だけで2週間で5キログラムも痩せるのは不可能でしょう。また、**運動のやり過ぎは、体にかえって悪い影響を与える**こともあります。呼吸を荒げて行う激しい運動は、体内の活性酸素の発生量を増やすからです。中高年は翌日に疲れを残すほどのハードな運動はしないほうが、腸内細菌のためです。

ただし、ほどほどの運動は大事です。運動には、筋肉を維持したり増やしたりする作用があります。人体が1日で消費する総エネルギーの約3分の1は、筋肉で使われているので、筋肉が多くなれば、脂肪の燃焼率も高まり、痩せやすい体になります。

ほどほどの運動とは、心身が爽快感を覚え、翌日、「体の調子がいいな」と感じる程度です。私は、大学の講義に行く日には、最寄り駅から約20分間、周りの景色を楽しみながら歩くようにしています。その程度のほどほどの運動で十分です。

歩くのが好きな人はウォーキングをすればよいし、ゴルフが好きな人は週末にコースを回るのでもよいでしょう。ストレスは腸内細菌にダメージを与えますから、**「おもしろくない」「つらい」と思うものは無理してやらず、好きな運動をするのが、腸から健**

康になるコツです。運動は体重を落とすためにするのではなく、痩せやすい体づくりと元気な腸を育てるために行うと考えましょう。

食品の力を借りて、体内の燃焼率を高める方法もあります。その食品とは、トウガラシです。**トウガラシの辛み成分「カプサイシン」には、体内の燃焼効率を高める作用があること**で有名です。「トウガラシを食べると痩せる」とは言いません。運動と同じく、体内の燃焼効率を高め、痩せやすい体づくりに役立つと考えるのが適当です。

最近、辛みのないトウガラシの中には「カプシエイト」という成分が含まれており、カプサイシンと同じように代謝を高め、脂肪燃焼を促進する作用があると発表されています。これは味の素株式会社の研究成果です。その研究発表によれば、カプシエイトを継続的に摂取することで、1日あたり約60キロカロリーも燃焼率が上がり、お腹回りの脂肪が減少していく効果が認められました。ただ、このカプシエイトが含まれているのは、「辛みのないトウガラシ」という特別な新種に限られるようです。

私たちが食生活に手軽に取り入れられるのは、カプサイシンのほうでしょう。以前、カプサイシンの痩身効果が注目され、一味唐辛子を持ち歩き、食事に大量に振りかけている人たちがメディアで大きく取り上げられたこともありました。**が、単一の食品で健康になろうとしたり、ダイエットを成功させようとしたりするのは、日本人の悪いクセ**です。何ごとも過ぎたるは及ばざるがごとし。下痢をしたり、排便の際に肛門に熱さを感じたり、辛過ぎて食べるのが苦痛になるほど摂取しては、かえって健康に良くありません。私は、毎食の味噌汁やサラダ、青菜のお浸しに一振りする程度に、トウガラシを活用しています。ピリッとして味も引き締まり、おいしさが増します。「おいしい」と感じる程度に使うことが、ポイントです。

国立健康・栄養研究所のサイトにも、カプサイシンには**熱放散・熱生産の作用**があるほか、**胃粘膜保護作用や関節痛の緩和、血液受容器の異常による高血圧の緩和作用**など多様な作用が知られ、**沈痛・抗炎症作用**も注目されていると記されています。

「つらい」「苦しい」は、腸内細菌にもダメージになる

4 「空腹」「プチ断食」は若返りどころか、命を縮める

元気に長生きするためには、脳の欲求に惑わされることなく、**腸が欲するものを「おいしい」と味わいながら、楽しく食べる「食べ方」が重要**です。「食べたい！」と訴える脳の声に従って食べ過ぎ飲み過ぎを繰り返せば、腸をダメにしますし、命を縮めます。

しかし、「空腹」や「プチ断食」にシフトするのも、やはり行き過ぎです。

「空腹」や「プチ断食」が健康に良いと提唱する人は、根拠として長寿遺伝子の存在を挙げることが多いようです。長寿遺伝子とは、「サーチュイン遺伝子」「長生き遺伝子」「抗老化遺伝子」などとも呼ばれ、すべての人のDNAに組み込まれており、活性化させることによって寿命が延びると考えられています。長寿遺伝子は、ふだんは細胞の中で眠っています。その状態では寿命は延ばせないので、長寿遺伝子を叩《たた》き起こす必要が

あります。これが近年よく聞く「長寿遺伝子をオンにする」ということです。

長寿遺伝子をオンする方法として必要なのは、「カロリー制限」と「運動」といわれます。この説をもとに、食事の回数を減らし、摂取エネルギーの制限をすれば痩せられ、長寿遺伝子をオンできて若返りに役立つと、その人たちは言うようです。

しかし、最近の研究では、こんなマウス実験が行われています。マウスを2つのグループに分け、一方は20パーセントのエネルギー制限をきっちり行い、もう一方は好き勝手に食べさせます。結果は、エネルギー制限をしたマウス群は若々しく、好き勝手に食べていたマウス群は、老いが目立ちました。この結果により、20パーセントのエネルギー制限がマウスの長寿遺伝子をオンにしたことが推測されます。

ところが、実験には続きがあります。エネルギー制限をしたマウス群のうち、一方はそのままエネルギー制限を行い、もう一方は自由に食事をさせるようにしました。すると、後者のグループは老いが進み、再びエネルギーを制限しても、若返りは図れませんでした。**長寿遺伝子を一度オンしたあと、オフにしてしまうと、再びオンできなくなってしまう**というのです。

つまり、長寿遺伝子をオンするために食事制限を一度始めたら、生涯続けなければ効果はなくなります。ですが、人間の場合、無理や我慢をするとそれがストレスとなり、脳が逃避行動に走ります。厳しい食事制限をしている人ほど、ドカ食いを突然してしまいやすいものです。ストレスを紛らわせたい脳が、一瞬の快楽を求めて食欲を高めるからです。

私は、**1日3食規則正しく食事をし、1日の食事の中で食べる量を調節する**のが、無理も我慢もともなわない**最も優れた長寿遺伝子のオンの仕方**だと思っています。私も、1日1食や断食など、修行僧のような我慢はしません。1日3食の食事を大事にいただきながら、長寿遺伝子をオンしています。

私が「空腹」や「プチ断食」をおすすめしない理由は、長寿遺伝子の問題だけではありません。人間の体は、日内リズムに従って活動しています。たとえば、人間の体内では、日に3000~5000個ものガン細胞が生まれていますが、増殖し病態としてのガンにならないための免疫システムとして、ガン細胞を攻撃する免疫細胞が働いています。免疫細胞にはキラーT細胞やマクロファージなどがあって、ナチュラルキラー細胞

（ＮＫ細胞）がその中で最も重要な働きをしています。

ＮＫ細胞は、朝の９時前後と夕方の５時頃に活性が最も高くなり、夜の９時頃になると低くなります。就寝時はさらに低くなります。このリズムを崩すような**不規則な生活をしていると、ＮＫ細胞活性が低下し、ガンにかかりやすくなる**のです。

日内リズムを整えるには、食事が非常に役立ちます。１日３回、毎日同じ時間に食事をしていると、体内のリズムもそれに合わせて整ってきます。食事の時間は自分の生活に合わせて決めれば大丈夫ですが、その時間はできる限りずらさないことが大事です。食事を１日１回にしたり、断食したりすると、体がリズムを整えるチャンスがそのぶん失われ、日内リズムが乱れやすくなります。朝は太陽の光を浴び、夜は光にさらされないことでも日内リズムは整いますが、現代生活ではそれも難しいでしょう。**ＮＫ細胞のリズムを狂わせない規則正しい生活**が、ガン予防の最も簡単な方法なのです。

1日3回、同じ時間に食事をするリズムがガンを予防する

5 お酒を我慢すると早死にする

みなさんが病気を避けて長生きしたいと考えたとき、真っ先に思うのは、お酒はやめたほうがよいのかどうか、ということでしょう。結論をお話しする前に、ストレスと腸内細菌の関係からお話ししましょう。

人体には免疫システムが備わっています。免疫には、自己と非自己を区別する能力があり、病原菌や異物などの非自己を排除して病気から体を守っています。免疫が体内で正常に働いているからこそ、私たちの体はガンなどの重大な病気のほか、感染症を防ぎ、アトピーや気管支喘息などのアレルギー疾患を予防できています。また、生きる力や心の問題、アンチエイジング（抗加齢）にも関係していることが明らかになっています。

つまり、**免疫とはその人の生きる力そのもの**です。その免疫の70パーセントを腸内細菌がつくっています。腸には人体で最大の免疫組織があって、腸内細菌がその免疫組織を活性化しているのです。**腸内細菌がいなければ、免疫組織は働くことができません。**

では、腸内細菌は腸の中でどのように存在しているのでしょうか。

日本人の腸管は、広げればテニスコート1面分もの面積を持ちます。そこには多種多様な腸内細菌が集合体をつくって生息しています。その眺めが、まるでお花畑のように美しいのです。そこから、腸内細菌の集合体は、腸内フローラと命名されました。

腸内細菌は2万種類以上、数でいえば1000兆個、重さに換算すると1～2キログラムにもなります。この壮大な腸内細菌を便宜上分類するために、働き方のタイプから**「善玉菌」「悪玉菌」「日和見菌《ひよりみ》」**と区別しています。

腸内フローラの美しさは、実は、腸内細菌の縄張り意識の強さがつくりだすものです。

腸内細菌は、体に悪さをする菌が侵入してくると、侵入者を排除するために攻撃を繰り返します。食べものも病原菌も体内に吸収されるのは腸からであり、腸内フローラがしっかり働いていれば、人は病気にならずにすむのです。

腸内フローラが健全に働くために第一に重要なのは、**「善玉菌いっぱい、日和見菌ほ**

どほど、「悪玉菌少々」というバランスです。ところが、心理的あるいは身体的ストレスが、善玉菌を減らし、悪玉菌を増やしてしまうのです。

九州大学の須藤信行《すどうのぶゆき》教授らのグループが、ストレスと腸内細菌の関係について系統的な研究を行っています。生体が有害なストレスを受けたとき、脳内や交感神経からは「カテコラミン」という神経伝達物質が分泌されます。カテコラミンは消化管の局所に直接的な影響を与え、腸内細菌に影響を与えることが明らかにされました。

カテコラミンが体内で放出されると、動悸《どうき》、血圧の上昇、発汗、血圧上昇、覚せい、血圧凝固系の亢進《こうしん》など、体内でさまざまな変化がもたらされます。カテコラミンの放出は、人体がストレスにさらされていることを知らせる生体反応です。

須藤教授の研究では、腸がカテコラミンにさらされると、大腸菌などの悪玉菌は増殖が進み、腸管局所でも病原性が高まっていました。ストレス過剰な生活を続けていると免疫力が落ち、心身ともに病気になりやすくなるのは、**悪玉菌の病原性が高まり、腸内細菌のバランスが乱れてしまう**ことに原因があったのです。

また、免疫細胞のＮＫ細胞も精神的ストレスの影響を非常に受けやすい性質があります。ＮＫ細胞の働きがストレスの影響によって弱まると、ガンになりやすくなります。

好きな人と楽しく、ほどほどに飲む

さて、冒頭の命題に戻りましょう。結論から言えば、禁酒が大きなストレスになるのならば、お酒はやめないほうがよいのです。

私たちは、両親からアルコールの分解酵素を受け取っています。両親からともにそれぞれ分解酵素を受け取った人は、お酒の飲める人で、飲むことが心から楽しい人です。よく「休肝日を週に１日はつくりましょう」と言いますが、**お酒の飲める人に休肝日は必要ありません**。お酒を休むことが、かえってその人のストレスになって悪玉菌を増やしてしまうからです。

お酒の飲める人の遺伝子が、飲酒によってどう障害されるのかを示した実験結果によると、ビール大ビンの半本を飲むと、遺伝子の障害の度合いが、飲んでいないときの半分まで下がります。２本までならば、飲んでいないときと同じです。つまり、お酒が好きな人にとっては、ビール半本、日本酒半合までならばかえって体に良く、ビール2本、日本酒2合までならば、体に影響を与えないことがわかったのです。ただし度を越してはいけません。**飲み過ぎは腸内バランスを乱し、命を縮めます**。気の合う人と楽しく飲むことも大事で、嫌いな人と飲むとストレスで免疫が下がり、体のためになりません。

一方、両親のうち、片親からしか飲める酵素を受け継がなかった、ビール1杯飲んだだけで顔が真っ赤になるような人は、自分が飲みたいときにだけ楽しい気持ちで飲むようにしましょう。お酒も訓練すれば、量を飲めるようになりますが、このタイプの人が「つき合いも大事だから」と**無理に飲んでいると、10倍以上の確率で食道ガンになる**という統計もあります。両親から酵素をまったく受け継がなかったいわゆる下戸の人は、お酒がストレスになりますから、飲まなくてよいのです。酒宴の場にいるだけで楽しいという人は、参加してもお酒は笑顔で断り、会話だけ楽しむとよいでしょう。

ビールは1日2本、お酒は2合までなら、健康を妨げない

6 タバコを健康のためにやめるのは本末転倒

喫煙者の肩身がますます狭くなってきました。どこもかしこも禁煙化が進み、タバコを吸えるのは狭く閉ざされた部屋の中など、場所も限定されています。

喫煙者も多くの人は、ガンや心筋梗塞、脳梗塞、呼吸器疾患などさまざまな病気を引き起こす原因になると耳にするたびに、「タバコ、そろそろやめたほうがいいのだろうな」と思っていることでしょう。タバコを吸うと、**体内の活性酸素量も増え、腸内細菌にも良くありません**。免疫力の低下も引き起こします。これはまぎれもない事実です。

ですから、「禁煙したほうがよいでしょうか」と問われると、私も「そのほうがいいですよ」と答えていたのです。しかし、その考えをすっかり改める出来事がありました。

数年前、私はある銀行の定年退職をお祝いする会に招かれ、講演を行いました。講演後の懇親会に参加させていただいた際、あるグループの方々に声をかけられました。「先生、私たちは定年退職を機に、今日から禁煙を始めようとみんなで決めました。まだまだ長生きしたいですからね」

当時の私は、「タバコは百害あって一利なし」という常識を信じていましたから、「ああ、それはいいですね。タバコはガンになるから、やめたほうがいいですよ」と答えました。翌年、また同じ会に招かれました。すると、なんと禁煙グループの10人のうち5人がガンになっていたのです。それを聞いて、私は大事なことを見落としていたことに気づきました。

なぜ、禁煙グループの半数がガンを発症してしまったのでしょうか。もちろん、それまでの喫煙がガン細胞をつくっていたことが第一に考えられます。しかし、定年退職をして急激に環境が変わったことに禁煙が加わって、ストレスが増大したことも大きかったはずです。**退職と禁煙という2大ストレスが、腸内細菌のバランスを乱し、NK細胞の活性を弱め、ガン細胞の急激な増殖を許してしまった**のだと思いいたったのです。

肺ガンと1日の喫煙本数を調べた統計があります。1日50本も吸っていると、肺ガンになる確率は1本も吸わないときの15・3倍にもなりますが、1日10本までならば2・2倍です。この数字をどう読み取るかはご本人しだいですが、「肺ガンになる」と断言できるほどの数字ではないと考えます。タバコの煙は人体にも腸内細菌にも決して良いものではありませんが、それ以上に怖いのはストレスです。禁煙がどの程度その人のストレスになるのかを考えず、一様に禁煙をすすめるのは医者の怠慢でした。

ただし、10本以上は良くありません。また、節煙をすると1本を貴重に感じ、肺の奥まで深く吸い込むような吸い方になるので、かえって体に良くないという意見もあります。喫煙はストレス解消が目的なのですから、体への負担を最小限にできるよう、浅く吸う、一吸いでも満足したらすぐ火を消すなど、吸い方を工夫しましょう。

人様に迷惑をかけてもいけません。タバコは、喫煙者本人よりも周囲に与える悪影響のほうが大きいことを忘れてはいけません。

1日10本までのタバコより怖いのは、禁煙にともなうストレス

7 便利な生活は体を老いさせる

ストレスのほかにもう一つ、腸内細菌やＮＫ細胞を阻害《そがい》する見過ごせない物質があります。それが、先ほどからお話ししている活性酸素です。

活性酸素の毒性は非常に強いものです。活性酸素に細胞が攻撃されると、細胞膜の脂質が酸化します。**酸化とは、サビること**です。細胞膜がサビると、栄養と老廃物の出し入れをスムーズにできなくなり、細胞は老朽化します。また、活性酸素は細胞の核に納められた遺伝子を傷つけ、遺伝子が傷ついた細胞はガン細胞に変異したり、死滅したりします。しかも、腸内細菌やＮＫ細胞は活性酸素に影響を受けやすくできていて、活性酸素を浴びると腸内細菌は数を減らし、ＮＫ細胞は活性を弱めるので、免疫力が落ちて命にかかわる病気を起こしやすくなるのです。

近年では、老化と活性酸素の関係についても、さかんに研究が行われています。

アンチエイジングの専門家たちは、**「老化とは酸化することと同じ」**と言います。「白髪が増えた」「物忘れが多くなった」「肌のシミやシワが増えた」「視力が弱くなった」などの老化現象は、細胞がサビついてきている証です。ですから、**病気を避け、老化のスピードを遅らせるには、活性酸素の発生量を抑え込む**ことが重大な鍵となるのです。

そのための一番の方法は、**よく噛《か》んで食べること**です。唾液《だえき》には、活性酸素の害を抑え、消去する抗酸化作用のある酵素が含まれています。具体的には、カタラーゼ（ＣＡＴ）やスーパーオキシダーゼ（ＳＯＤ）、ペルオキシダーゼ（ＰＯＤ）などの酵素が、消化酵素とともに含まれていて、発ガン物質の毒出し作用があるものもあります。

これらの酵素は、唾液の中にたくさん含まれます。**唾液は、噛めば噛むほど分泌量が増える**ので、体の抗酸化力を高めるには、唾液をたくさん出しながら食べることが重要です。噛むことで活性酸素を消去するには約30秒間かかりますから、**1回1秒、ゆっくりと計30回噛む**ことが必要です。この食べ方が病気を防ぎ、老化を遅らせるのです。

しかも、**よく噛んで食べると記憶力が高まる**ことがわかっています。1口30回噛んでいると、脳の前頭前野と海馬が刺激され、活性化されるのです。前頭前野は、思考計画の立案や学習行為などをつかさどる、脳の中で最も知的で論理的な働きをする部分で、海馬は「記憶の司令塔」と呼ばれます。論理的な思考力も記憶力も、中高年になるにつれだんだんと衰えていく分野ですが、よく噛んで食べるだけで活性化されるのですから、実践する価値は高いでしょう。私も毎食、1口30回を実践しています。

私たちがよく噛んで食事をするべき理由は、もっと現実的なところにもあります。困ったことに、私たち現代人の周りは、活性酸素を出すものであふれているのです。

私たちの体を構成する細胞や免疫システムは、ジャングルや草原を裸同然の姿で走り回っていた1万年前からまったく変わっていないことがわかっています。ところが、文明が発達したことにより、生活環境だけが様変わりしました。私たちの細胞には外からの影響で活性酸素が発生しますが、細胞内でも活性酸素が生じます。活性酸素は自分たちの細胞をサビさせたり、障害を起こしたりしますが、その強い攻撃力で体内に侵入したウイルスや細菌を退治するという役目もあるのです。つまり、**活性酸素も免疫機能の一部**なのです。現代の生活環境は、快適で便利で清潔で暮らしやすいものですが、**体は**

1万年前になかったものに触れると、それを敵だと勘違いし、活性酸素を発生してしまうのです。

たとえば、駅の改札を通ってICカードを機械に触れさせるたび、私たちは大量の電磁波を浴びています。電子レンジやIHクッキングヒーター、携帯電話、パソコン、テレビ、ドライヤーなど、電気を使うものはすべて電磁波を発します。とくに、体と近距離で使うものほど、活性酸素を発生しやすいと考えられます。

また、**大気汚染やシックハウスなど化学物質を含む空気、食品添加物や水道水、抗菌グッズなど、化学物質の含むものも活性酸素を発生させます。**現代人の生活と活性酸素の発生は、切っても切れない関係にあるのです。病気を防ぐには、活性酸素の発生量を抑えることが大事です。それには、1口30回よく噛んで唾液をいっぱい出して食事をする食べ方が、どうしても必要なのです。

1口30回噛んで活性酸素を消去すれば、腸も脳も若返る

8 若者は完全な糖質制限食をしないほうがよい

最近、「炭水化物抜きダイエット」が流行を通り過ぎ、「痩せたければ炭水化物を抜けばよい」という安易な考えが定着してきています。しかし、糖質制限食がなぜ体に良いのか、きちんと理解されているでしょうか。そもそも**若い人は体を壊しかねないため、完全な糖質制限食をしないほうがよい**のです。その理由をお話しする前に、私たちの体がどのようにエネルギーを産生しているのかをご説明しましょう。

みなさんは、人間の体が2つのエネルギー生成系を持っていることをご存じでしょうか。私はこれらを**「解糖エンジン」**と**「ミトコンドリアエンジン」**と呼んでいます。私たちの体は、2種類のハイブリッドエンジンを搭載して動いているのです。

なぜ、私たち人間はハイブリッドエンジンを持つにいたったのか、答えは進化の過程の中にあります。私たち生物が最初に誕生したのは、酸素のない地球でした。そのときの生物が使ったエネルギーは、酸素を必要としない、糖を原料とした「解糖」という化学反応によるものでした。解糖エンジンでエネルギーをつくりだしていたのです。

そのうち地球上に酸素が増加し、酸素を利用しないとさらなる進化ができなくなりました。そこで私たちの祖先の細胞が、酸素を好む好気的な細菌「アルファ・プロテオ細菌」を自分の中に取り込んで「ミトコンドリア」にしました。先ほど述べたように、私たちの体は60兆個もの細胞でつくられていて、その中には、遺伝情報を持つ「核」や、特定の機能を持つ「細胞内器官」が存在しています。その細胞内器官の中で、私たちの健康を支配する最も重要な器官が、ミトコンドリアなのです。ミトコンドリアは、私たちの細胞内にあり、酸素を吸ってエネルギーを生成することを最大の役割としています。

この酸素を好むアルファ・プロテオ細菌を取り込んで、ミトコンドリアとして機能させるようになった細胞は、酸素を使って効率良く莫大なエネルギーを生みだせるようになり、大きく進化し、動物細胞ができあがっていきました。

若い人が炭水化物抜きダイエットに手を出さないほうがよい理由は、前出の２つのエネルギー産生法のうち、**若い体は解糖エンジンをメインに動かしている**からです。

解糖エンジンの特徴は、急なエネルギー需要が生じたときに、血中のブドウ糖を利用して瞬時にエネルギーをつくりだせることです。このエンジンでは瞬発力が得られます。ただ、エネルギー効率は良くなく、原料となるブドウ糖を多く必要とします。ですから、解糖エンジンがメインで動いている若い人が、炭水化物抜きダイエットをしてしまうと、体を働かせるのに必要なエネルギーを十分に産生できず、体を壊すことになります。

解糖エンジンを動かすのはブドウ糖であり、ブドウ糖の原料となる糖質は、主食となるご飯やうどん、そば、パスタ、パンなど炭水化物に多く含まれます。イモ類や果物にも豊富です。砂糖もブドウ糖の原料です。ですから、甘いお菓子やジュースなどにも非常にたくさんの糖質を含むことになります。

若いうちは、炭水化物を含む糖質を適度に摂ることが大事です。ただし、糖質を多く含む食品は、カロリー数も多く、食べ過ぎれば太ります。解糖エンジンがメインで動いているうちは、糖質は太らない程度に適量を摂るようにしましょう。適量とは、たとえば1日3食きちんと主食を摂ったら、間食で糖質を摂らないようにする感じです。

ちなみに、みなさんは「脳の唯一のエネルギーはブドウ糖」と聞いたことがあるでしょう。この通説を信じている人は、「糖質制限食をすると、頭がバカになる」と言います。しかし、脳の場合、ふだんメインエンジンとしているのは、効率良く莫大なエネルギーを生み出せるミトコンドリアエンジンです（これについては、次の項でご説明します）。脳が糖を必要とするのは、とっさの判断やストレス時の反応など瞬発的に活動するときです。こうしたときには解糖エンジンが働きます。現代社会のようにストレスフルな状況にあると、脳は絶えず糖を要求します。しかし、**脳の要求にまかせて甘いものを食べ過ぎるのは要注意**です。体が太るからです。ストレス時のドカ食いは、白色脂肪細胞に脂肪を蓄えやすくなります。

しかも、糖質を摂り過ぎると、腸では困ったことが起こってきます。腸では、糖質を消化吸収していますが、それは自分の栄養源とするためではありません。小腸の栄養源は、昆布やチーズ、緑茶、シイタケ、トマト、魚介類などに含まれるグルタミン酸で、大腸の栄養源は、水溶性食物繊維を使って腸内細菌がつくりだす短鎖脂肪酸という栄養素なので、糖は自分の栄養にはなりません。糖質を摂り過ぎると、**腸は、自分の栄養源**

は入ってこないのに、自分の栄養源ではない糖質の消化吸収のために働かなければならず、負担ばかりが大きくなり、ダメージを負ってしまうのです。

若い体には、糖質は必要ですが、食べ過ぎはマイナスです。1日3食、体が満足できるだけの主食を摂ったら、間食で糖質を摂らないようにする調整が大事です。

若い人は、腸を困らせない程度に適度な糖質を摂ることが大事

9 中高年の体は、酸素を使ってエネルギーをつくりだす

人体に搭載されたハイブリッドエンジンは、加齢とともに、解糖エンジンからミトコンドリアエンジンへと比重が移っていきます。個体差はありますが、40代からだんだんと移り変わり、**50歳を過ぎるとほとんどの人の体は、ミトコンドリアエンジンをメインに働かせる**ようになります。

中高年以降の体に求められるのは、持久力です。解糖エンジンの瞬発力は、あまり必要ではなくなります。解糖エンジンはエネルギー効率が良くなく、持久力としては使えないため、年を取ってくると、エネルギー効率が良く持久力に優れたミトコンドリアエンジンへとメインのエネルギー産生方法が移行するのです。

ミトコンドリアは、私たちが日々食べる食物から得る栄養素と酸素を原料として、効

率良くエネルギーを産生しています。細胞内のミトコンドリアの数は、その細胞がどれだけエネルギー代謝を行うかによって違ってきます。たとえば、脳や腸、筋肉、肝臓、腎臓などエネルギーの要求が大きい臓器の細胞には、数百から数千ものミトコンドリアが含まれます。一方、赤血球や皮膚の細胞には、ミトコンドリアがほとんど見られません。赤血球や皮膚は、解糖エンジンで動いているからです。

このように、年齢や細胞の働きによって、メインのエネルギー産生方法は変わります。また、ミトコンドリアエンジンでは、発動時に解糖エンジンの助けが必要となります。瞬発力のある解糖エンジンがまず動き、それを引き金としてミトコンドリアエンジンが動きだし、酸素を使って膨大で持続可能なエネルギーを産生します。

ですから、ミトコンドリア系にメインエンジンが移ったのちも、糖質がまったく必要なくなるわけではありません。しかし、多過ぎても困ります。ミトコンドリアエンジンがメインになったのちも解糖エンジンをフル稼働させていると、ミトコンドリアエンジンがうまく働けなくなってしまいます。誤作動を起こし、大量に取り込んだ酸素を活性酸素に変えてしまうのです。

ミトコンドリアエンジンでは、1日に500リットル以上の酸素を呼吸によって取り入れ、食事から摂った栄養素を燃やし、エネルギーをつくりだしています。この過程で、約2パーセントの酸素が活性酸素に変わります。ところが、メインエンジンがミトコンドリア系に移ったのちも糖質を摂り過ぎて解糖エンジンをフルに働かせていると、それ以上の活性酸素が発生するようになります。

中年期に入ったら糖質は徐々に減らしていき、高齢期に入ったらできるだけ摂らないようにするのが、健康の秘訣《ひけつ》です。メインエンジンが切り替わったのちは、**主食やお菓子を摂らないほうが、体は快適**に働きます。

ただし、我慢はストレスになるので禁物です。私ももとはご飯党でしたから、お楽しみ程度に昼食には五穀米を食べます。1日1回、五穀米を食べれば、ミトコンドリアエンジンに変わった体は十分に満足します。どうしても主食を摂りたいときには、**白く精製されていないもの**を選んでください。**玄米や全粒粉のパン、十割そば**などならば、食物繊維が多いため消化吸収に時間がかかり、解糖エンジンのフル稼働を抑えられます。

一方、完全な糖質制限食を進める場合、炭水化物を含むイモ類などの根菜や豆類、果物なども制限されます。しかし、食べ過ぎなければ、私はこれらを適度に食べたほうがよいと思っています。第2章でお話ししますが、それらの植物性食品は、**腸内細菌の餌《えさ》になるだけでなく、活性酸素の害を減らす抗酸化力を持っている**からです。腸内細菌を元気にすることも、活性酸素の害を消すのも、健康な長寿人生には欠かせません。それを支える根菜・豆類・果物を心配なく食べられるようにするためにも、主食は抜いておいたほうがよいのです。

日本人の**４大疾病は「ガン・心筋梗塞・脳卒中・糖尿病」**です。そのすべての発生に活性酸素が関与しています。活性酸素は、腸内細菌の働きを弱め、免疫力を落とさせます。中高年になると、何かしらの病気を抱える人が増えるのは、ミトコンドリアエンジンに切り替わったのちも若い頃と同じように主食やお菓子を食べ、解糖エンジンをフル稼働させているから、と私は考えています。

中高年になったら、主食は食べないほうがよい

10 性欲を高めるためには、食べ過ぎない

近頃、私が気になってしかたがないのが、日本人の精力の低下です。

2010年の国立社会保障・人口問題研究所の調査によると、日本人の童貞率は25〜29歳で25・1パーセント、30〜34歳は26・1パーセント、処女率は25〜29歳で29・3パーセント、30〜34歳は38・7パーセントです。朝日新聞インターネット調査「夫婦100人に聞く」（2001年）では、夫婦でセックスをしない理由として、女性は「面倒くさい」、男性は「仕事で疲れている」が1位でした。2005年にDurex社が世界41カ国のセックス頻度を調べた結果では、さらに深刻です。フランスやイギリスではセックス回数が年120回を超えているのに対し、日本は年45回で最下位なのです。

今、日本の少子化は危機的状況にあります。2050年には、**1人の高齢者を1・3**

人の働き手が面倒を見る状況になると推測されています。日本人が子どもを産まなくなったのは、子どもを産み育てにくい社会になってしまった、という理由もあるのでしょう。しかし、セックスレスの問題は、それにも増して少子化に深刻な影を落としていると私は考えます。セックスしなければ、新しい命が芽生えません。

ではなぜ、多くの日本人はセックスレスになってしまったのでしょうか。理由はいくつか考えられますが、第1の問題点は日本が飽食になったことです。

サルを使った研究実験の結果を見てみましょう。エネルギー制限した節食群と、自由に食べてよい飽食群に分け、観察しました。節食群のサルは元気で社交的、セックスも盛んで子どもを大切に育てました。飽食群のサルは仲間同士でけんかばかり、いじめもあり、正常なセックスは見られませんでした。

今の日本人も、飽食群のサルと同じような状況ではないでしょうか。人間の脳は、「食欲」と「性欲」が隣り合った部位に存在しています。「食べること」と「セックスすること」は同じ水源にあるのです。現代日本人は、水源の水を食欲のほうばかりに流してしまい、セックスの川の水を枯渇《こかつ》させてしまっているのです。**食欲が満足すれば性欲もなくな**

り、性欲が抑えられれば異常に食べたくなるのです。

精力とは、生きる力の象徴です。これを高めるには、飽食をしないことです。**食事は腹八分目にして、物足りなさを残しておく**ことです。パートナーがその気にならないというならば、やはり食べさせ過ぎないことです。

第2の問題点は、**大脳皮質が発達し過ぎたあまり、セックスがイメージ化していること**です。人間の脳は、古い時代にできた「爬虫類脳《はちゅうるい》」に、大脳皮質を中心とする新しい脳がかぶさっています。セックスとは本来、子どもを産み続けるための生殖活動であり、生殖活動は子孫を後世に残すための本能です。本能をつかさどる爬虫類脳を刺激しなければ、性欲は湧きません。

人間には、爬虫類脳を刺激して子どもを産み続ける本能が備わっているはずなのに、現代人の脳は、大脳皮質の影響を受け過ぎて混乱を起こしています。幸せや恋愛、結婚を大脳皮質で考えて理想をイメージ化し、理論で語るようになりました。そして、「生殖としての性」「子どもを産み続ける性」を拒否するようになったのです。文明や文化が洗練されると、繁殖力は落ちてしまうのです。

昔の日本では、お見合い結婚など自分で決められない婚姻も多くありました。お見合いで初顔合わせをし、次に会うのは結婚式、というのもよくあったことです。それでも、離婚率は現在より低く、幸福度は高かったといわれます。男性も女性も自分の運命に抗《あらが》わず、出会いと直感を大切にし、あるがままに生きていました。

幸せとは、脳で考えて答えを出すものではなく、体全体で感じるものです。今を精一杯楽しんでいると、幸せを直感します。幸せを直感する力を備えるには、あるがままの自分を受け入れ、あるがままに生き、他者のあるがままも受け入れることです。

あるがままに生きているとストレスがなくなり、腸内細菌も元気になります。実は、精力の向上には、腸内細菌の作用がとても重要になることがわかっています。腸内細菌を刺激すれば、バイアグラ知らずになることも可能です。この方法については、次項にてお話しします。**性欲を高めるには、脳で考えず腸で感じることが大事**なのです。

食べ過ぎない。脳で考えない。それが精力向上の秘訣

11　落ちたものを食べると生命力が強くなる

今、AVやエロ画像は好きだけれども、リアルな恋愛やセックスができない若い男性が増えています。先日、ある男子学生と話していたら、「昨日は、友だちの○○ちゃん（女子学生）の家に泊まりました」と言います。「で、セックスしたの？」と聞いたら、「友だちなんだからそんなことはしないですよ。先生はエッチだなあ」と笑うのです。若い男女が2人きりで一晩を過ごし、何もないことのほうが私の世代には驚きです。

昔と違って、男性が獣からどんどん離れていっています。若い男性の童貞率が高いのも、「草食系」と揶揄《やゆ》されて平気なのも、その現れです。私の教え子にも、「セックスは汚い」といって興味を示さない男子、AVを見ているだけで満足している男子が増えています。「AVは実写よりも、アニメのほうが美しくていい」と言う者までいます。

日本人がセックスレス化している第3の問題点は、そこにあります。**行き過ぎた清潔志向**です。抗菌グッズを使いまくり、自分に消臭スプレーをかけ回す若い姿は、まさに異常です。人間は腸内細菌をはじめとする多種多様な菌類と共生する一生物であり、動物の一種である以上、周囲に菌がいても、自分や他者に匂いがあっても当たり前です。

ところが、目に見えない細菌におびえ、排除しようとする超清潔社会に住んでいると、セックスのような獣っぽい行為が気持ち悪くなります。衛生管理の行き届いた狭い獣舎でセックスを忘れ、目の前に出された餌を食べ続ける家畜のようなものです。「生物としての自分」という野生性を忘れては、セックスを忘れるのも当然の成り行きでしょう。

貧困家庭で多少汚い環境で育った男性は、初体験が早く童貞率が低いことがわかっています。セックスへの意欲が高いのです。反対に、裕福で教育環境の整った家庭で育った男性は、大脳皮質ばかりに刺激が行き、爬虫類脳が刺激されないので、性にガツガツできない人が目立ちます。

精力とは、生きる力の象徴です。人間の生命力をつくっているのは腸内細菌です。**腸内細菌を活性化させるには、外から菌を取り入れることが不可欠**です。外から腸に菌が入ってくると、それが腸内細菌の刺激となり、数をどんどん増やしていくからです。**腸内細菌の活性力が高まれば高まるほど、生命力は向上**し、爬虫類脳は刺激され、性欲を感じさせる野生性は目覚めていきます。

私には70歳を過ぎて精力旺盛の友人がいます。彼は、中国の広州で養殖しているミミズを取り寄せて食べています。土で暮らすミミズは土壌菌の宝庫で、精力のとても旺盛な生きものです。そんなミミズを食べると全身の血流が促進され、とくにアソコの血流が増えて精力が増強すると彼は言い、どんな精力増強剤より効くと断言します。

ただ、養殖のミミズは非常に高価で、私にはそんなお金がありませんから、土壌菌のカプセルを1日1錠飲んでいます。わずか1グラムの土の中には、数億個もの細菌が棲んでいますが、それと同じような土壌菌類をカプセルにすることに成功したのです。

私が70歳を過ぎて現役であり続けられるのは、毎日数億個もの土壌菌を飲んで腸内細菌を活性化し、野生性を鍛えているからだと実感しています。私だけの話では信憑性《しんぴょうせい》に欠けるので、東京農業大学の小泉武夫《こいずみたけお》名誉教授にも試してもらいました。翌日、小泉教授から電話が入りました。

「藤田君、土壌菌は本当に効くね。久しぶりに元気になったよ」

もっと手軽に土壌菌を取り入れる方法もあります。**落ちたものを食べること**です。思えば私たちが子どもの頃は食糧事情が悪く、遊びといえば野山に食べられるものを探しに行くことでした。ドジョウやタニシがおやつがわりで、カエルやヘビも、ウナギやナマズも食べました。今の70代以降の人が丈夫なのは、野生の生きものをおやつにし、腸に土壌菌を日々取り入れていたことに一因があるでしょう。

今の人は、テーブルに落ちたものさえ、「汚い」といって口に入れませんが、こんなにもったいないことはありません。床でも土でも落ちたものから多種多様な菌が腸に入ってきて腸内細菌を大いに刺激してくれれば、**菌たちが精力的に働きだし、生命力も精力も高まります**。バイアグラ知らず、です。腸内細菌が元気に育っている腸では排除作用が働きますから、身の回りの菌を恐れる必要はありません。

身の回りの菌と仲良くして、生命力を高めよう

12 好きなものばかり食べているとうつになる

最近、私は、腸内細菌の悪化がうつ病や不安神経症を促している可能性を示唆する研究結果を発表しました。腸の健康と脳の健康は連動していることがわかったのです。

今、日本では30〜50代の働きざかりの人のうつ病がとても多くなっています。また、うつ病とまではいかなくても、日常的にうつ気分や不安、イライラなどの症状を強く感じている人も多いと思います。こうした病気や症状は、腸内細菌を元気にすることで改善できると私は考えています。

人が幸せを感じるとき、脳内ではドーパミンやセロトニンなどの神経伝達物質が分泌されています。セロトニンは歓喜や快楽を伝える物質で、ドーパミンは気持ちを奮い立てやる気を起こす物質です。これらの幸せ物質が不足すると、うつ病や気分の不安定化が起こりやすくなります。とくに**うつ病との関係が深いとされるのが、セロトニン**です。

ですから、うつ病になると、薬によってセロトニンの量を増やして脳内の活動を促し、また、セロトニンやドーパミンを増やすための栄養指導が行われます。セロトニンやドーパミンはタンパク質の分解成分である必須アミノ酸を原料に、腸内でビタミン類の力を借りて合成されます。肉や魚、卵、大豆、乳製品などに多く含まれる必須アミノ酸は、人間が体内で合成できないため重視して摂取しなくてはならないもので、とくにうつ病の人は「卵、魚、乳製品を食べてください」と指導されることになります。

しかし、私に言わせれば、こうした治療の前にやることがあります。**腸内細菌を元気づけること**です。なぜなら、タンパク質から必須アミノ酸を合成するにも、必須アミノ酸からセロトニンやドーパミンを合成するにも、ビタミンCやB_6、葉酸、ナイアシンといったビタミン類が必要だからです。人間はビタミンを体内で合成することができず、腸内細菌が合成してくれます。そのため、腸内細菌がバランス良く、数もたくさん存在しないと、セロトニンもドーパミンも十分に分泌できないのです。

東北大学の木村修一名誉教授の研究によると、腸内細菌によるビタミンB群の合成力は、腸内細菌の餌となる食物繊維を腸内に摂り入れることで、大幅に増強されました。さまざまな健康法では「ビタミンをよく摂りましょう」と言われますが、ビタミン類を含む食べものをいくら摂っても、腸内細菌に元気がなければ意味がありません。食品に含まれるビタミン類はただちに人間の栄養素になるわけではなく、いったん腸に届いて、腸内細菌に合成してもらわなければ体は活用できないのです。

では、腸内細菌の働きを活性化し、数を増やすためにはどうすればよいのでしょうか。**一番やってはいけないのは、「好きなものばかり食べること」**です。うつ病になったり、イライラや不安が強くなったりすると、好きなものばかり食べて、脳を満足させようとします。ストレスに侵されると、脳は甘いものや炭水化物を多く含むものなど自分の大好物を要求するようになります。そして糖が入ってくると満足して「快」の感覚を放ち、脳はいっときストレスを忘れます。**ストレスを受けると食に走りやすいのは、脳が起こさせる一種の逃避行動**なのです。

しかし、それを続けてしまうと、腸が困ります。食べものが次から次に入ってきて働き続けなければならないのに、腸が大事に育てている腸内細菌の餌が満足に入ってこないからです。野菜や海藻、果物などの腸内細菌の大好物を含む植物性食品を食べないと腸内細菌を増やすことができず、腸内バランスが崩れていきます。

腸内細菌の量は、便を見ればわかります。私たちの便は、その約半分が死んだ腸内細菌と生きた腸内細菌で、大きくてほど良い硬さのある便がスポンと出てくれれば、腸の中で立派な腸内フローラが築かれている証です。反対に、貧弱な便は、腸内細菌の量も減り、腸内フローラの質も悪いことを物語っています。うつ病の人の便は、たいがい後者です。脳を喜ばせるものばかりを食べていると、腸内細菌が育たないからです。**好きなもの中心の偏った食事をしている人は、うつ病になりやすく、イライラや不安なども強くなりやすい**とも言い換えられます。**反対に、腸内細菌の喜ぶものを１日３回食べていれば、うつ病になりにくく、またイライラや不安等の症状も消えていく**のです。

腸内細菌の好物を食べていると、幸せの感度が上がる

column 1
人は誰もが「寿命の回数券」を持っている

もし、人生が１２５歳まであるとしたら、あなたはどんな生き方をしたいですか？　たとえばあなたが40歳だったとしたら、まだ85年間もの人生が残っています。これからなんだってできるような希望が湧いてくるでしょう。

これは夢物語ではありません。上手に生きれば、人は１２５歳まで寿命を延ばせることがわかっています。

人は誰もが「寿命の回数券」を持って生まれています。「定期券」ではなく「回数券」です。人生の長さは定められたものではなく、自分が「寿命の回数券」をどのように使うのか、その使い方しだいで決まるのです。

ここでは、その「寿命の回数券」についてお話ししましょう。

「寿命の回数券」とは、細胞内にある**テロメアと呼ばれる構造体**です。

私たちの体は、約60兆個もの細胞からできています。それぞれの細胞は核を持ち、核の中には46本もの染色体が入っています。この染色体は、遺伝情報を担うDNAによって形成されています。

DNAは二重らせん構造を成すとても長い物質ですが、特定のタンパク質に巻きついて、最終的に英字のX状の生体物質になります。これが染色体です。染色体の末端には、テロメアが鞘《さや》のようにかぶさっています。染色体がほどけて不安定化が起こらないよう、守っているのです。

このテロメアこそが、人間の寿命を決定づけています。

人間のテロメアは、誕生時には約1万塩基対ありますが、毎年平均して50塩基ずつ短くなっていきます。これが約5000塩基対まで短くなったとき、細胞は死滅します。細胞の寿命が尽きれば、やがて人の寿命も尽きます。

1万塩基対のテロメアが5000塩基対になるまで、年50塩基対ずつ減少すると計算すると、100年かかります。つまり、人は誰もが100歳の寿命を持って生まれついていることになります。

ではなぜ、100歳を待たずに多くの人が亡くなっていくのでしょうか。この**テロメアの短縮のスピードが、人によって異なる**からです。これが、テロメアを「寿命の回数券」と呼ばせるゆえんです。テロメアは自分の使い方しだいで短縮のスピードは速まりもし、ゆるやかにもなります。そして、短縮のスピードをできる限り遅らせることができれば、100歳の寿命を最長125歳まで延ばせるのです。

それでは、どうすることが「寿命の回数券」を上手に使うことになるのでしょうか。

テロメアが短縮するのは、細胞分裂のときです。私たちの体を構成する60兆個の細胞のうち、毎日約2パーセントの細胞が新しく生まれ変わっています。その数とは、1兆2000億個という膨大な数です。今この瞬間にも、古く劣化した細胞が死に、新しい細胞に入れ替わるという作業が、次々に私たちの体内で繰り返されているわけです。

そうやって細胞分裂を繰り返しながら、私たちの体は生命を維持しています。しかし、そのたびにテロメアは短くなっています。このテロメアの短縮は自然現象であり、万人に等しくもたらされるもので、防ぐことはできません。

ただ一方で、個体差が大きく現れる短縮の仕方があります。それは、病気による細胞分裂です。病気によって死滅した細胞を補うときに、細胞は分裂を速めます。肥満や高血圧、糖尿病などの生活習慣病は、細胞が死滅しやすく、分裂を速める病気です。

生活習慣病になると寿命が縮まるのは、病気がテロメアを減らしてしまうからだったのです。

「寿命の回数券」を上手に使うには、**腸内細菌を元気にすること**です。多くの病気は、腸内細菌のバランスの乱れから生じます。病気を予防し克服する力となる免疫の約70パーセントを、腸内細菌が決めているからです。

腸内細菌が数を増やし、腸内フローラを整えるような食生活を送っていれば、免疫が増強され、病気を防ぐことができます。すなわち、「寿命の回数券」の上手な使い方とは、本書で紹介していく腸を大事にする生活術を日々実践していくことなのです。

また、**活性酸素もテロメアの短縮を進めてしまう物質**です。テロメアを形成しているのは、ＤＮＡとタンパク質です。活性酸素は、テロメアのＤＮＡを分解し、タンパク質を酸化させて、壊してしまいます。活性酸素を大量に浴びるたびに、テロメアの短縮はどんどん進みます。体内の活性酸素量を増やすことは、寿命を短くすることに直結するのです。

ですから、テロメアを守るには、体内で活性酸素が発生するような行為を避けること。それとともに、活性酸素の害を消すような食物を食べること。この二つも重要になってきます。これは、腸内細菌を活性酸素の害から守る行動に重なります。腸内細菌も、活性酸素を浴びると大きなダメージを受けてしまうからです。

つまり、**腸内細菌を守る生活は、そのままテロメアの短縮をゆるやかにする生活**になるのです。

ただし、テロメアと腸内細菌の違うところがあります。一度の不摂生や病気により両者に甚大なダメージを与えてしまったとしましょう。腸内細菌の場合、それを克服すれば、腸に残っていた細菌たちががんばって働きだし、再び数を増やしていきます。しかし、テロメアは一度短縮し、消滅したものを、再生させることができません。一度使った回数券は、再び使えないのと同じです。

医者として恥ずかしながら、私も糖尿病を患ったことが二度もあります。現在は、糖質制限食を実践することにより、血糖値も中性脂肪も正常値に治まり、体重も10キログラム減って適正体重をキープしています。しかし、その二度の大病の際に、テロメアの数を大きく減らしてしまったと自覚しています。

また、若かりし頃、研究に熱中して徹夜をし、ストレスから逃避したい脳を満足させるために暴飲暴食を繰り返してしまったことがあります。テロメアの存在がまだ知られていなかった時代の話ですから、しかたがないといえばそうなのですが、あの頃にも、私はテロメアを短縮させていたはずです。

その反省から言わせてもらえば、不摂生は活性酸素を大量に発生させる悪習です。テロメアの存在を無視して「一度くらい大丈夫だろう」と食生活を乱せば、そのぶんテロメアが短くなります。そのテロメアは、高齢になって後悔したところで、取り戻すことはできません。

今後、私はテロメアを慈《いつく》しむようにして、「寿命の回数券」を大事にする生活をしていきたいと思っています。人生125年と思えば、まだまだ行いたい研究を思う存分できる気がしてきます。ともに長寿人生をエネルギッシュに謳《おう》歌《か》していきましょう。

第2章

腸をダメにする食べもの、鍛える食べもの

13 スナック菓子は腸内細菌を減らす

本章では、腸内細菌を元気にする食べものについてお話ししたいと思います。その前に、まずは**腸内細菌をダメにする食べもの**を知ってください。腸内細菌をダメにする食べものをできるだけ遠ざけることが、病気を避けて元気に長生きするのに必要不可欠だからです。

現代は腸内細菌の働きを弱め、数を減らしてしまう食べものであふれています。**スナック菓子、ファストフード、レトルト食品、コンビニ弁当**などです。腸内細菌のことを考えれば、工場でつくられ、蓋《ふた》を開けるだけ、チンするだけの食べものは、日常的に食べていてはいけないのです。

加工食品には食品添加物がたくさん混ぜ込まれています。生きた食べものは、命を絶たれた瞬間から鮮度が落ち、変色し、腐っていくのがふつうです。だからこそ、食べものはとれたて、つくりたてがおいしいのです。ところが、蓋を開けたりチンしたりするだけで、いつでもおいしいと感じられる食べものは、自然の摂理に逆らうものです。それを可能とするには、それなりの操作が必要でしょう。食品添加物の力です。

たとえば、食品添加物の代表格といえば保存料です。保存料を加えると、腸で何が起こるかご存じでしょうか。保存料のソルビン酸を例に考察したいと思います。

ソルビン酸は、ハムやソーセージ、かまぼこなどの食肉・魚肉の練り製品、パン、ケーキ、チーズ、ケチャップなど広範囲の加工食品に添加されています。食品の種類によって幅がありますが、１キロ当たり１～３グラムほどのソルビン酸の添加が認められています。そのソルビン酸を食材に混ぜ込むと、腐敗の進行を止めることができます。

青山学院大学の福岡伸一教授がソルビン酸を使ってこんな実験をしています。

食品を腐敗させる細菌を寒天に入れておくと、たくさんのコロニー（細菌の塊）ができます。一方、細菌を寒天に入れて、そこにソルビン酸を０・３パーセントのみ添加した培養液を加えておくと、コロニーはまったく見つかりませんでした。細菌が増殖できなかったのです。

保存料を日常的に摂っていると、これと同じことが腸内細菌に対しても起こると、私は考えています。**保存料の入っているものを毎日のように食べていると、腸内細菌の働きが阻害され、数も増えなくなる**のです。

腸内細菌の量は、大便の量を見ればわかります。大便は、食べカスの集まりだと思っていたら大間違いです。便1グラム当たりには、およそ1兆個もの腸内細菌がいると考えられています。つまり、大便が小さければ、それだけ腸内にいる細菌も少ないというわけです。加工食品などで手軽に食欲を満たすような食事を日常的にしている人たちは、大便の量が決まって少なくなっています。

また、糞便《ふんべん》の大きさは、そのまま腸内フローラの状態を表します。小さい便は、善玉菌の代表であるビフィズス菌が非常に少なくなっています。善玉菌が減ると、それと拮抗するように腸内に存在している悪玉菌が増えていきます。つまり、便が小さくて貧弱なのは、腸内フローラが異常をきたしている証拠なのです。

あるテレビ番組で20代の若い女性の大便を調べたところ、通常は大便の10～15パーセントを占めるビフィズス菌が、０・０１パーセント以下でした。彼女はご飯を炊いたことがなく、お菓子ばかりを食べていたそうです。彼女の腸内フローラは、危機的状況にあるといえます。

戦前の日本人は、１日１人当たり約４００グラムもの大便をしていました。大きめのサツマイモがだいたい３００グラムですから、それ以上に大きい、ホレボレするような立派なウンチです。ところが、現代人の平均は２００グラムです。ヒョロッとしたサツマイモ１本分です。食糧事情は戦前よりずっと良いはずなのに、大便の量は半減しているのです。

しかも、若い年齢層は１５０グラム程度しかなく、便秘で悩んでいるＯＬの場合は約80グラムだったという調査結果もあります。現代の食生活は、腸内細菌の餌となる食品の摂取量が減り、加工食品の摂取量が増えています。とくに若い世代は、コンビニエンスストアやファストフードが身近な存在であり、添加物にまみれた食品を毎日のように食べているのでしょう。

30回噛めない食べものは免疫力を下げる

添加物は保存料だけではありません。着色料、膨張剤、酸化防止剤、甘味料、香料、栄養強化剤なども、免疫システムにとって未知の物体です。私たちの免疫システムは1万年前から変わっていないので、「人体に影響がない」と判断できない物質に対しては、免疫システムが作動し、活性酸素を発生させて排除しようと働きます。体内で大量の活性酸素が発生すれば、腸内細菌も傷つき、量を減らすことは避けられません。

加工食品のなかでも、私が注目しているのが、ポテトチップスなどのスナック菓子です。スナック菓子には、口に入れただけで「おいしい！」と感じさせる旨み調味料がまぶされています。

旨み調味料といえば聞こえがよいですが、噛まなくても強烈な幸福感が脳に直行する化学調味料です。**化学的につくられた添加物ですから、食べれば当然活性酸素が出ます。**

しかし、旨み調味料の怖いのは、それだけではありません。**脳の依存性**があるのです。

あるメーカーが菓子にまぶす旨み調味料を従来の2・5倍に増やしたところ、売れ行きが爆発的に増えたというデータがあります。噛まなくても得られる強烈な幸福感を求めて、人々の脳が暴走し、スナック菓子を何度も購入させるという連鎖が起こったのだと考えられます。脳の欲求にまかせて、そんなものを食べ続けていたら、**腸内環境はどんどん老化し、免疫力はどんどん落ちていってしまいます**。

本来、食べものとは、少しずつ噛み砕く間に血糖値がゆっくりと上がり、脳にエネルギーが届いて「おいしい」と感じるものです。30回噛むうちにおいしさが高まっていくのが免疫力を高める食べものです。

ところが、スナック菓子やファストフードなどは、30回も噛めばベチャベチャになり、嫌な味がしてきます。**噛まずにおいしいと感じる食べものは、腸内細菌の大嫌いな食べもの**です。腸を荒らし、免疫力を下げる食べものと考え、避けることが大事です。

噛まずに「おいしい」と感じるものは食べない

14 味噌と納豆が腸内細菌の滋養強壮剤になる

腸内細菌が喜ぶ食べものは第一に、古くから人に食べ継がれてきたものです。伝統食には、人が健康になる知恵がたくさん詰まっています。とくに**日本の伝統食には腸内細菌を増やし、免疫力を高める食品が多い**と知られています。日本人が世界一の長寿民族である理由は、日本の伝統食が腸内環境を良い状態に保ってきたからなのでしょう。

日本の伝統食によく含まれているのが、**乳酸菌などの発酵菌**です。味噌やしょうゆ、酢、みりんなどの調味料のほか、納豆や糠《ぬか》漬け、塩辛、酒盗、なれずし、くさや、日本酒、焼酎などさまざまな食品が、善玉菌の力を使って発酵してつくられています。

発酵食品には、腸内細菌の善玉菌を増やす作用のあることがわかっています。「善玉菌いっぱい、日和見菌ほどほど、悪玉菌少々」が腸内フローラの理想形だと前述しましたが、生きた善玉菌を豊富に含む発酵食品を食べると、腸内フローラが整います。
人体に良い影響を与える微生物、またはそれらを含む食品は、「プロバイオティクス」と呼ばれ、健康を促進するものとして医学的にも大きな注目を集めています。善玉菌が生きている発酵食品を食べることは、プロバイオティクスの実践です。

私がとくにおすすめしたいプロバイオティクスは、味噌です。味噌汁は、食生活の乱れが気になる現代人でも、1日1回は食べるであろう親しみ深いメニューですし、味噌の中にはたくさんの麹《こうじ》菌が生きています。また、野菜やワカメなどの具には、腸内細菌の好物がたっぷり含まれています。味噌汁は、生きた菌で腸内フローラを整えるとともに、腸内細菌に好物を与えて腸の働きを活性化させてくれる万能食なのです。

ただし、麹菌は熱に弱く、グツグツ煮立ててしまうと死んでしまいます。味噌を溶いたら、決して煮立てずに火を消すことが、生きた菌を腸に取り入れるポイントです。冷めた味噌汁を食べるときにも、煮立てずに軽く温めるようにしてください。

また、スーパーなどに陳列されて売られている味噌の多くは、発酵を止めるために熱処理が加えられています。陳列棚で発酵が進み、品質が保てなくなると困るからです。

ですから、残念ながらスーパーで買ってくる味噌では、プロバイオティクスの実践にはなりません。

かつては多くの商店街に味噌屋があり、生きた味噌を売っていましたが、今は味噌屋も珍しくなりました。とはいえ、現代はインターネットが普及し、日本全国の食品をお取り寄せできる時代です。「味噌　お取り寄せ」で検索すれば、さまざまな味噌が紹介されていますから、麹菌の生きている好みのものを購入するのもよい方法でしょう。

味噌の良さは、腸内バランスを整えることに留まりません。**味噌には、強力な抗酸化作用があります**。腸内細菌の大敵である活性酸素を無毒化する作用があるのです。

広島での原爆後遺症の調査の中で、「味噌汁を毎日食べていた人は、後遺症が軽くてすんだ」という報告がありました。放射線被ばくで怖いのは、放射線を浴びる量が多くなるほど、体内で大量の活性酸素が発生することです。そして、近くの細胞を次々に破壊していくという「もらい泣き現象」を起こすことです。

この放射線被ばくの害に対し、味噌がどのような効果を示すのか、広島大学の伊《い》藤《とう》明《あき》弘《ひろ》教授はマウス実験を行っています。マウスの腸粘膜に放射線（X線）を照射し、餌によって腸粘膜細胞への被害がどのように変わるのかを見たのです。結果、味噌餌を食べていたマウスは、他の餌を食べていたマウスに比べて、粘膜細胞の死亡率が圧倒的に低くなっていました。しかも、一度は放射線で傷ついた細胞が、再生している様子が見られました。さらにすごいことに、筋肉中の放射性物質の含有量が少なく、味噌が放射性物質の排出に優れていることが示されたのです。

現代社会に生きる私たちは、放射線や活性酸素という目に見えないものから、自分の体を守るために積極的に行動せざるを得ない時代に生きています。生きた味噌を毎日食べることは、活性酸素から身を守る大きな手段です。

また、納豆もおすすめです。納豆にも納豆菌がたくさんいます。しかも、大豆は腸内細菌の大好物の一つです。その大豆を細菌で発酵させている納豆は、腸内細菌にとって、味噌のように良いことづくしの食品です。

近年、朝食を抜く人の多さが、社会的な問題にもなっています。なかには、「朝は体の排泄《はいせつ》の時間だから健康的に抜いたほうがよい」と朝食抜きの健康法を唱える専門家もいます。ですが、私は**腸内細菌に食事を与えるためにも、朝食は少しでもよいので摂る**

べきだと考えています。具だくさんの味噌汁に納豆をたっぷり入れた納豆汁を1杯すするだけでも、体と腸を活動的にする十分な朝ご飯となります。

放射線に負けない体づくりには、味噌が効く

15 腸内細菌を喜ばせるには死んだ善玉菌でもよい

食事から生きた善玉菌をたくさん摂り入れても、すべての菌が腸に届くわけではありません。よく噛んで食べられたものは唾液と混ざり、胃に送られます。胃では、強力な殺菌作用を持つ胃酸によって、感染症の原因となる細菌やウイルスだけでなく、腸内細菌を活性化する菌たちも殺菌してしまいます。

ただし、胃という難所を通過するたくましい菌たちもいます。腸にたどりついた善玉菌たちは、細胞分裂によって短時間のうちに数を増やし、すでに腸内で働いていた仲間たちの働きを助けます。病原菌もときには胃を通過して腸に入り込んできますが、立派な腸内フローラが働いていれば、敵とみなされた異物は一網打尽に排除されます。

では、胃で死んでしまった善玉菌たちは、無駄死にかといえば、そうではありません。

彼らもまた腸の働きに貢献してくれているのです。善玉菌が棲みついていた溶液が腸に届くと、それが腸にいる善玉菌を増やすことが最近の研究によってわかっています。

生きた善玉菌を摂り入れるのが「プロバイオティクス」で、**善玉菌の餌となり、その働きを助ける食べものを食べるのが「プレバイオティクス」**です。そして、**この2つを同時に行うことを「シンバイオティクス」**といい、近年、医学界でもさかんに注目を浴びています。

シンバイオティクスを実践すると、腸内で善玉菌が増えます。善玉菌が腸内で増えると良いことがたくさんあります。善玉菌の代表は、ビフィズス菌をはじめとする乳酸菌群です。乳酸菌群には、腸内を酸性に保つ働きがあります。多くの病原菌は、酸性の場所では生きていられません。乳酸菌群は、腸内を酸性に保つことで、**外から入ってくる悪い菌の攻撃を防いでくれている**のです。

また、腸は人体で最大の免疫組織です。腸には、約70パーセントもの免疫細胞が集まり、体全体の免疫システムを支えています。この免疫システムを活性化しているのが腸内細菌です。とくに善玉菌の乳酸菌群が腸内で増えると、免疫力は増強されます。乳酸菌群の細胞壁には強力な免疫増強因子があって、腸管にいる免疫細胞を刺激し、働きを活性化させることがわかっています。

シンバイオティクスが注目されるのは、**善玉菌が増えると免疫力が高まり、病気をしにくくなる効果が高い**からです。また、免疫力が強化されれば、近年、患者数を伸ばしている**アレルギーの改善にも高い効果**を期待できます。

みなさんにはぜひ、毎日の食卓にてシンバイオティクスを実践していただきたいと思います。ポイントは、**善玉菌と腸内細菌の餌を一緒に摂ること**です。

味噌や納豆は酸に強く、腸まで届くプロバイオティクスです。味噌や納豆を毎日の食事で摂ることで、腸内細菌を増やせることは前述しました。

また、プレバイオティクスに良い食品としてまず挙げられるのは、ヨーグルトです。世界の長寿国といわれる有名なカフカス地方に位置するグルジア共和国では、1日3食、乳酸菌でつくったヨーグルトを食べているそうです。ところが、ヨーグルトに豊富に含まれる乳酸菌やビフィズス菌の種類は、残念ながら大部分が胃酸に弱く、90パーセントが胃で死んでしまいます。ですが、乳酸菌やビフィズス菌が死んで腸に到達しても、腸内の善玉菌が増えることは前に述べました。乳酸菌やビフィズス菌が棲んでいたヨーグルト液には、自分たちの仲間を増やす因子が含まれているからです。

したがって、ヨーグルトを飲んでいると、たしかに善玉菌が増えてきます。

しかし、私はヨーグルトを毎日すべての人が飲み続けることが必ずしも良いとは思っていません。なぜなら、日本人の中高年には糖分や脂肪分の摂取過剰な人が多いからです。ヨーグルトの善玉菌は腸まで届かないことが多いので、善玉菌を増やすにはヨーグルトを毎日摂取しなければなりません。ですが、ヨーグルト液には糖分や脂肪分が多く含まれていますので、糖分や脂肪分の摂取過剰な人がヨーグルトを飲み続けていると体の調子がおかしくなってくるのです。そのような人には、私は「乳酸菌生成エキス」を飲むことをおすすめしています。「乳酸菌生成エキス」は腸内に棲んでいる「自分の乳酸菌を増やす因子」が多量に含まれているからです。

もちろん、糖分や脂肪分が気にならない人にとっては、ヨーグルトはプレバイオティクスとしてとても良い商品であることは間違いありません。

食事で味噌や納豆、おつけものなどの発酵食品を摂ってプロバイオティクスを実践し、デザートやおやつに少量のヨーグルトを摂ってプレバイオティクスを実践すれば、完璧なシンバイオティクスになります。糖分や脂肪分の気になる人は、乳酸菌生成エキスを毎日飲むとよいでしょう。

なお、**１品で完全なものを目指すのではなく、いくつかの食品を組み合わせたほうが、より完璧で健康的なシンバイオティクスを目指すことができる**と考えてください。

善玉菌の棲んでいた溶液は、腸内細菌の最高の餌

16 腸内細菌の餌になる炭水化物は食べてよい

腸内細菌の好物は、善玉菌の生きていた溶液以外にもあります。それは、**オリゴ糖と糖アルコール**です。これらの栄養成分は、野菜や果物に多く含まれます。

オリゴ糖は、バナナ、ハチミツ、大豆、玉ネギ、ゴボウ、ニンニク、トウモロコシなどに含まれます。オリゴ糖は、熱や酸に強く、調理や胃酸によって消失することなく、腸に届きやすいという特性があります。

糖アルコールには、キシリトール、ソルビトール、マンニトールなどの種類があります。キシリトールはイチゴやカリフラワー、ホウレン草、玉ネギ、ニンジン、レタス、バナナに含まれます。ソルビトールはリンゴやナシに、マンニトールは昆布に豊富です。

オリゴ糖、キシリトール、ソルビトール、マンニトールなどは、人工甘味料にもなっていますが、こうした加工・精製されたものを大量に摂ると、下痢をしやすくなります。下痢をするということは、腸に不具合が起こっていることを表します。腸内細菌を喜ばせるには、果物や野菜から自然な形で摂るようにしてほしいと思います。

たとえば、ヨーグルトにバナナとハチミツを添えれば、腸内の善玉菌が大喜びするスイーツになります。また、玉ネギやゴボウ、ニンジンなど具のたっぷり入った味噌汁は、これだけでシンバイオティクスの実践になります。

しかし、バナナやイチゴ、リンゴ、ナシなどの果物類は、炭水化物も豊富に含みます。年齢的にメインエンジンがミトコンドリア系に移っている人は、炭水化物を摂り過ぎると、解糖エンジンが活発化し、活性酸素が大量発生してしまうことは前述しました。

炭水化物は、イモ類やトウモロコシ、レンコン、カボチャなどにも豊富ですし、グリンピースやソラ豆にも含まれます。昆布にも糖質はあります。完全な糖質制限食を目指すと、オリゴ糖や糖アルコールを含む野菜や豆類、昆布、果物類も抜くことになります。

「食べ過ぎなければ」という前提を置きますが、食べ過ぎなければ、こうしたものも適度に摂るのは健康には必要です。なぜなら、それらの**野菜や果物、海藻は、オリゴ糖や**

糖アルコールなど腸内細菌の大好物の栄養素を含むからです。これらの栄養素が入ってくると、腸内細菌は働きを活性化し、数をどんどん増やしていきます。

繰り返しになりますが、年代的にミトコンドリア系にメインエンジンが移ったのちも、解糖エンジンはゆるやかに動いています。炭水化物などの糖質を多く摂り過ぎるのは、ミトコンドリアエンジンの邪魔をするので良くありませんが、糖質がまったく必要なくなるわけではありません。主食や白砂糖、お菓子などの炭水化物を控えておけば、腸内細菌の喜ぶ野菜や果物を安心して食べられます。

さて、シンバイオティクスを実践するにあたり、大事なことが一つあります。腸内フローラの改善には、**毎日続けることが必要**なのです。

日本栄養・食糧学会が、オリゴ糖を摂るとビフィズス菌がどの程度増えるか、調査を行っています。その結果によると、オリゴ糖を飲む前は約18パーセントだったビフィズス菌が、1週間後に約40パーセント、2週間後には約46パーセントにまで増殖しました。ところが、摂取をやめると、わずか1週間で、もとの数値まで戻ってしまったのです。

理想の腸内フローラとは、自分でつくり上げていくものです。オリゴ糖など善玉菌の餌となる野菜や果物を毎日食べていれば、善玉菌が増え、悪玉菌は減ります。しかし、善玉菌の餌を摂っていないと、腸内フローラの形勢は短期間のうちに逆転します。善玉菌が減り、悪玉菌が増殖してしまうのです。

野菜や果物によって腸内環境を良好に保つことがいかに重要か、近年、興味深い事実が明らかにされてきています。米国国立ガン研究所では、野菜や豆類などを多く摂れば免疫力が上がってガンを予防でき、アレルギーも抑えられるという研究結果を発表しています。これらの食品は、免疫力を上げると同時に腸内環境も整えてくれるので、便秘や下痢にならない元気な腸を保つためにも役立ちます。

プレバイオティクスになる食品は１回摂れば大丈夫と安心せず、毎日食べ続ける工夫をしましょう。毎日摂り続けることが、腸内フローラを健全に保つ最善策となります。

善玉菌の餌を食べ続けることで、腸内フローラは整っていく

17 食物繊維をたっぷり食べていると、悪玉菌も良い働きを始める

「善玉菌たくさん、日和見菌ほどほど、悪玉菌少々」が腸内フローラの理想形だとお伝えしてきました。日和見菌という菌たちは、善玉菌が多いときには、良い働きをするのですが、悪玉菌が増えると悪いことを始めます。善玉菌が増えると腸内フローラが整うのは、日和見菌に良い働きをさせることにも理由があります。

では、なぜ腸には悪玉菌と呼ばれる菌がいるのでしょう。悪玉菌というその名から、ここに分類される腸内細菌は、体に悪い菌だと思われがちです。しかし、それは間違いなのです。人体に悪い菌ならば、病原菌などと同様に免疫システムはこれを異物とみなし、排除するはずですが、免疫システムは、悪玉菌の存在を認め、腸に棲むことを許しています。なぜなら、悪玉菌も人体に重要な役目を果たしているからです。

悪玉菌の代表・大腸菌を例に、その働きを見てみましょう。

まず、大腸菌は、Ｏ-１５７など有害な菌が侵入してきたとき、排除のためにいち早く動き出す番兵の働きをしています。また、食物繊維は腸内細菌たちの大好物ですが、大腸菌には、食物繊維の一つで水に溶けない不溶性のセルロースを分解する働きがあります。セルロースは野菜類に多く含まれていますが、私たちはセルロースを分解する酵素を持っていません。そこで大腸菌などの腸内細菌たちがせっせとセルロースを分解してくれています。しかも、その過程で人体の働きに重要なビタミンを合成してくれているのです。

つまり、**私たちは大腸菌がいなければ生きていられません**。ところが、人間は彼らを「悪玉菌」と呼んで悪者扱いします。その理由とは、悪玉菌は数を増やすと、タンパク質やアミノ酸を分解し、アンモニアや硫化物、アミンなどの有害物質をつくりだすためです。これらの物質は体各部の臓器を傷つけ、脳卒中や心筋梗塞、動脈硬化、高血圧症、ガンなどの生活習慣病の発生を引き起こします。老化の原因にもなります。ですから、「悪玉菌」と不名誉な名で呼ばれてしまうのです。臭いのきついウンチやオナラは、腸内で悪玉菌が増えている証ですので、注意が必要です。

要するに、**問題なのは、大腸菌をはじめとする悪玉菌たちではなく、悪玉菌と呼ばれる菌たちを増やしてしまうこと**です。善玉菌と悪玉菌は、腸内ですき間なく縄張り争いをしながら、せめぎ合って存在しています。

悪玉菌を増やさないためには、食事や生活の中から腸内バランスを整えていくことが重要です。必要なのは、まずシンバイオティクスを毎日実践し、善玉菌を増やし続けることです。次には、セルロースをしっかり摂って、大腸菌をはじめとする悪玉菌をせっせと働かせ、勢力拡大を狙う暇を与えないことです。

そこで重要になってくるのが、**野菜類、豆類、果物類を毎日の食事から十分な量を摂ること**です。野菜類、豆類、果物類には、善玉菌の餌となるオリゴ糖や糖アルコールが豊富です。一方で、食物繊維もたくさん含みます。食物繊維が入ってくれば、大腸菌などの悪玉菌もせっせと働き、これを分解して、ビタミンを合成してくれます。

食物繊維には大きく2つの種類があります。

1つは先ほどからお話ししている不溶性食物繊維のセルロースです。セルロースは腸で吸収されず、大腸に送られて、やがて排泄されます。その過程にて、腸や大腸にある不要物や水分を吸着して、大便をつくっていきます。腸内細菌の死骸や生きた腸内細菌のほか、発ガン物質などもひとまとめにして大便をつくり、体外に出してくれるのです。セルロースは、大豆、インゲン豆、小豆などの豆類のほか、キクラゲ、干しシイタケなどに豊富です。

2つめは、水溶性の食物繊維です。水溶性の食物繊維は、腸内で発酵しやすく、善玉菌を増やす特徴があります。粘着性があって、胃や腸をのんびり移動していくので、お腹が空きにくく、ダイエットにも最適です。また、糖質の吸収をゆるやかにし、食後の血糖値が急激に上がるのを抑えます。水溶性の食物繊維は、昆布やワカメなどの海藻類のほか、里芋、豆類、果物、かんぴょう、エシャロットに多く含まれます。

こうした食物繊維の多い食品を、毎日意識してたくさん食べるようにしましょう。

18 フィトケミカルで病気と老化を遠ざける

腸内フローラを理想のお花畑に育てるには、食べるものに気をつけるだけでなく、体内の活性酸素を減らすことも重要です。活性酸素は、腸内細菌にダメージを与えるだけでなく、テロメア（P.64参照）を短くし、免疫機能にも悪影響を及ぼします。**糖尿病や脳梗塞、心筋梗塞の原因にもなりますし、ガン細胞を発生させるのも、活性酸素**です。脳の海馬に活性酸素が作用すると、認知症やアルツハイマー病が発生するという実験結果もあります。日本人に多い病気のほとんどに、活性酸素は関与しています。

それほどの悪さをしでかす活性酸素です。体もされるがままにはなっていません。人体には、活性酸素を消す酵素が備わっていますが、困ったことに、この酵素は加齢とともに減っていってしまうのです。活性酸素を除去する酵素が体内で減っていくときから、人体では老化が始まります。

人体の活性酸素を除去する力が衰えていくのは自然現象なので、防ぎようがありません。しかし、活性酸素の除去は、自分の力でも行えます。それには**第一に、よく噛んで唾液をたくさん出すこと**。**第二は、抗酸化力の高い食品を食べること**です。

抗酸化力のある食品は、すべて植物性です。植物に含まれる化合物「フィトケミカル」に、強力な抗酸化力があります。植物には、炭酸ガスを吸って、酸素を出す働きがあります。酸素は活性酸素に変質しやすく、活性酸素は植物にとっても危険な物質です。そこで、植物はフィトケミカルと呼ばれる抗酸化物質をたくさん保持することで、活性酸素の害から自分を守るようになったのです。

フィトケミカルは、植物の「色素や香り、辛み、苦み」などをつくる成分です。たとえば、植物の色素やアクの成分で、葉や花、茎、樹皮などに含まれるポリフェノール、緑黄色野菜や海藻に含まれる色素成分のカロチノイド、ネギ類の香りや、大根やカラシ菜など辛みの成分であるイオウ化合物、ハーブ類や柑橘類の香りや苦みの成分であるテルペン類、キノコに含まれる不消化多糖類のβ-グルカンなどです。

これらはフィトケミカルを大別した種類の総称であり、フィトケミカルは確認されているだけで約1000以上もの種類があるといわれます。

フィトケミカルと聞くと耳慣れないかもしれませんが、今、世間でさかんに体に良いと叫ばれている植物性成分の多くは、フィトケミカルです。トマトのリコピンも、ビタミン類も、フィトケミカルの一種です。

植物がフィトケミカルを持つようになったのは、抗酸化力のほか、外敵から身を守るためという側面があります。動くことのできない植物は、刺激的な香りや辛み、苦みによって、虫や動物などの外敵を寄せつけない防衛機能を働かせているのです。また、鮮やかな色は、紫外線から身を守るためのものです。

ですから、植物性食品は、色・香り・辛み・苦みのより強いものを好んで選ぶようにすればフィトケミカルを豊富に摂れます。同じ食品であっても、ハウス育ちの野菜より、旬の露地栽培したキュウリとかナスなどの野菜のほうが、フィトケミカルの含有量は多くなります。旬や盛りの野菜が体に良いのは、露地栽培されているからです。

また、野菜の色で食卓を飾るのも良い方法です。同色の野菜には、同じようなフィトケミカルが含まれます。フィトケミカルの第一の効能は抗酸化作用ですが、それぞれに体に良い作用を持っています。ですから、色違いの野菜を毎日食事で揃えると、さまざまなフィトケミカルを摂れ、多角的に健康増進ができることになります。

私がおすすめするのは、**「赤・オレンジ・黄・緑・紫・黒・白」の7色の野菜や果物**をできるだけ毎日食べることです。たとえば、赤はトマトやトウガラシ、オレンジはミカンやニンジン、カボチャ、黄はレモンやトウモロコシ、緑はホウレンソウやブロッコリー、紫はナスや黒豆、黒はゴボウやお茶類、黒ゴマ、白はキャベツやニンニク、ネギなどです。これらは一例ですが、**1日3食トータルで7色揃うように食べる**とベストです。

また、フィトケミカルは皮や茎の部分に豊富に含まれます。**野菜はできるだけ丸ごと料理に使う**ようにすると、体内の抗酸化力をより高めることができるでしょう。

7色の野菜や果物を毎日食べて、体を若返らせる

19 ニンニクとキャベツとキノコでガン細胞の成長を抑制

現在、日本人の3人に1人がガンで亡くなっています。ガンは誰にとっても怖い病気です。だからこそ、多くの人が「ガンを防ぐ食品」に過敏になり、テレビや雑誌などでもたびたび特集されるのでしょう。

「ガンを防ぐ食品」とは、抗酸化作用のある食品か、腸内細菌を活性化する食品です。腸内フローラが整っていれば免疫細胞が活性化し、ガン細胞をただちに叩き潰してくれるからです。

活性酸素に傷つけられると、細胞は大半が死にますが、なかには異常な状態に変異するものが現れます。この中から、ガン細胞は生まれます。私たちの体の中では毎日3000〜5000個ものガン細胞が発生しています。

　ただし、ガン細胞がすぐに病気としてのガンになるのではありません。発ガンまでには、何回かの変異が起こり、細胞は形も性質も異常な状態になります。この前の段階にて、免疫システムが正常に働き、ガン細胞を殺してくれればその成長を止められます。そのとき、多くの免疫細胞が働きますが、大活躍するのが前述のＮＫ細胞です。**ＮＫ細胞の活性を高めるのは腸内細菌であり、活性を弱めるのは活性酸素とストレス**です。

　また、ガン細胞が成長するスピードは、生活しだいで大きく違ってきます。たとえば、胃ガンはガン細胞の発生からガンと診断されるまで20〜30年間かかります。活性酸素を出させなくし、腸内細菌を増やし、免疫を高める生活を続けると、ガン細胞の増殖は抑えられます。そうすると、50歳でガン細胞が成長を始めても、発ガンは90歳にまで延ばせます。ガンの発症と進行は自分しだいで変えられるのです。

　米国の国立ガン研究所では、ガンを抑える作用に優れた植物性食品について学術調査を行っています。そして、ガン予防効果の最も高い食品をまとめて「デザイナーズフード・ピラミッド」をつくりました。その頂点に立つのはニンニクです。**ニンニクはガンを抑制する最高の食品**だと、米国国立ガン研究所は発表しています。

日本では、2004年に51人を対象とした大腸ガン予防の臨床試験が行われています。大腸ガンに進行しやすい大腸腺腫にかかっている人たちを、2つのグループに分け、大腸ガン発生リスクを比較しました。熟成ニンニク抽出液を1カ月間2・4ミリリットル摂るグループと、その15分の1を摂るグループです。結果、多く摂ったほうのグループは、ガンになるリスクが30パーセントも低下していました。

ガン細胞に影響を与える成分は、イオウ化合物のS-アリルシステインや脂溶性のスルフィド類などです。イオウ化合物はフィトケミカルの一部であり、**長ネギ、玉ネギ、ニラ、大根、ワサビ、キャベツなどにも豊富**です。キャベツは、デザイナーズフード・ピラミッドにて、ニンニクの次にガン予防の効果の高い食品と掲げられています。

イオウ化合物には、「ガン細胞を増殖させる新生血管の形成を抑制する」「ガン細胞をアポトーシス（自殺）に導く」「活性酸素による遺伝子の損傷を防ぐ」「ガンと闘うリンパ球や細胞などの免疫細胞の働きを活性化する」などの作用があることが明らかになっているのです。

イオウ化合物を含む野菜は、薬味として使われているものばかりです。昼食にざるそばを食べるときには、ネギやワサビ、大根おろしなどの薬味をたっぷり入れて食べ、キャベツサラダを添えると、それだけでガン予防メニューになるというわけです。

ただし、イオウ化合物は水溶性であるため、水に溶け出しやすいという性質がありま す。生食するときには、サッと水にさらす程度にすると、効率良く摂取できます。

なお、イオウ化合物は、調理法によって成分にかなりの変化があって、生食と加熱食では異なる効果効能を期待できます。とくにニンニクはその特徴が顕著で、**生のまますりおろすとガン予防や抗菌作用が、加熱すると血液サラサラ効果や高血圧予防などが期待できます**。ただし、ニンニクは刺激が強いので、食べ過ぎると胃を荒らすという難点もあります。1日4グラム程度を摂るように心がけるとよいということです。中程度のニンニク1かけが、およそ4グラムです。

キノコのβ-グルカンもガン抑制効果が高い

ガン予防にはキノコもおすすめです。キノコは食物繊維が豊富であることに加え、β

-グルカンという免疫力を高める成分が多く含まれます。β-グルカンもフィトケミカルの一種であり、強力な抗酸化作用を持ちます。β-グルカンも水溶性なので、煮汁などは一緒に食べるとよいでしょう。

『免疫力がみるみるアップする１００のコツ』（主婦の友社編）には、体重１キログラム当たり１０００ミリグラムのエノキダケエキスを20日間飲ませるマウスのグループと、飲ませないグループに分け、それぞれの背中に非常に転移する力の強いルイス肺ガンを移植し、90日間観察した研究結果が掲載されています。結果は、エノキダケエキスを飲ませなかったグループは生存率が約20パーセントだったのに対し、エノキダケエキスを飲ませたグループは生存率が50パーセントもありました。しかも、生存したマウスのうち、半数は肺ガンが治っていたのです。免疫力を活性化する作用と強力な抗酸化作用を持つキノコを、ガン予防として食生活にぜひ取り入れてほしいと思います。

ガン予防には、たっぷりの薬味とたっぷりのキノコ料理

20 赤ワインとオリーブオイルで動脈硬化を防ぐ

「フレンチパラドックス」という言葉を聞いたことがあるでしょうか。健康情報に詳しい人、赤ワインが好きな人は、ご存じだと思います。20年ほど前、日本に空前の赤ワインブームを巻き起こしたのが、フレンチパラドックスでした。

世界には、食習慣によって長寿を築いてきた事例が数多くあります。日本の発酵食品やカフカス地方のヨーグルトもそうですし、フレンチパラドックスもその一例です。

フレンチパラドックスとは、フランス人は欧米諸国に比べて喫煙率が高く、肉類をよく食べるのに、動脈硬化や心疾患の罹患率《りかんりつ》が際立って低いことを表す造語です。紫煙に含まれるニコチンには血管を老化させる作用がありますし、肉類は飽和脂肪酸を多く含み、一般には動脈硬化の原因になるので健康に良くないと見なされがちです。この「健康2大悪」といわれるタバコと飽和脂肪酸を他の欧米諸国の人たちより多く摂っているのに、動脈硬化や心臓病が少ないのは、赤ワインに理由があるのではないかと専門家の注目を浴び、それが世界に広がったのです。「フランス人は水がわりにワインを飲む」と言われるほど、赤ワインを非常によく飲むことで知られています。

このフレンチパラドックスが世界に広がったとき、ワインの消費量が44パーセントも増加したそうです。日本でも、多くの研究者が赤ワインの健康効果に興味を持ち、研究を行いました。国立健康・栄養研究所とサントリーは、動脈硬化と赤ワインの関係性を共同研究しています。動脈硬化は、血液中の悪玉コレステロールが活性酸素に酸化して過酸化脂質に変性し、血管を傷つけることによって起こります。この研究では、**赤ワインのポリフェノールが、悪玉コレステロールの酸化を防ぐ**ことを解明しました。

金沢大学大学院の山田正仁教授の研究では、**「赤ワイン約500ccのポリフェノールが、アルツハイマー病の原因となるタンパク質を分解する」**と、認知症の改善に効果があることが示されました。

ポリフェノールも、フィトケミカルの代表的な一種です。ブドウの皮や種に豊富に含まれています。大量のブドウを丸ごと使い、酵母によるアルコール発酵をして醸造される赤ワインは、ポリフェノールを多く摂取できる発酵飲料なのです。

ただし、赤ワインは健康に良いとはいえ、アルコールが含まれる以上、飲み過ぎれば健康を害します。量としては、**1日2杯程度が適量**です。このくらいならば、健康を増進する効果があるといえるでしょう。

また、最近はオリーブオイルにも注目が集まっています。オリーブオイルもポリフェノールの含有量が多く、ビタミンEも豊富です。ビタミンEは、細胞膜の酸化を防ぎ、老化防止に働くフィトケミカルです。また、オリーブオイルの長所は、オレイン酸が多く含まれることにもあります。他の植物油は酸化しやすい性質があるのですが、オリーブオイルはオレイン酸を含むため、酸化しにくいのです。

オリーブオイルは紀元前４０００〜３５００年前から使われていたようで、オリーブの実から油を摂っていた形跡がギリシャ地方に残されています。古くからオリーブオイルを愛用してきた地中海沿岸地方の人たちも、脂肪を多く摂取しますが、動脈硬化や心疾患が少ないことで注目されています。

今では世界各国でオリーブを栽培していますが、世界一の生産地はスペインのアンダルシア地方で、ここで生産されるオリーブオイルは良質だと知られています。

また、オリーブオイルにもいくつか種類があります。選ぶならば**エキストラバージンオイルをおすすめします。**蒸気や溶剤などを利用して精製されたオリーブオイルは、抗酸化成分や有効成分が取り除かれてしまっているからです。エキストラバージンオイルは、オリーブの実だけを原料とし、低温圧搾でつくられた酸度0・8パーセント以下のオイルのため、**ポリフェノールが豊富で、高い抗酸化力があります。**

なお、エキストラバージンオイルは、**腸の働きをスムーズにし、腸内細菌の働きを整える**作用があることもわかっています。ブロッコリーやトマト、ワカメなどをオリーブオイルであえ、レモン汁と塩コショウで味つけするだけでも、腸内細菌が喜ぶ抗酸化力の高いサラダができあがります。

赤ワインとエキストラバージンオイルは、ポリフェノールの宝庫

21 コーヒーを飲むと長生きホルモンが増える

長生きには、生活習慣病に分類される「ガン・心筋梗塞・脳卒中・糖尿病」の４大疾病を避けることが重要です。これらの生活習慣病のリスクの指標として、新たに注目されているホルモンが、**長寿ホルモンとの異名を持つ「アディポネクチン」**です。アディポネクチンの分泌量が体内で増えると、生活習慣病が予防され、長生きへと導かれることがわかってきました。

アディポネクチンは、平成7年、松澤佑次大阪大学名誉教授が人体から発見しました。これは日本発の発見として、国際的にも注目されました。

アディポネクチンは、脂肪細胞から分泌され、一般的なホルモンに比べて血中濃度が桁違いに多いのも特徴です。脂肪細胞からアディポネクチンが正常に分泌されていると、

血管保護作用が働き、動脈硬化を抑える効果を期待できます。動脈硬化を抑えられれば、心筋梗塞や脳卒中の危険性は格段に減り、長寿につながるのです。

また、アディポネクチンは、**糖尿病の予防にも役立つ**と考えられています。糖尿病は、体の細胞にブドウ糖をうまく供給できなくなり、血液中のブドウ糖の量（血糖値）が一定量を超えてしまう病気です。原因は、ブドウ糖をコントロールするインスリンというホルモンの不足で、ブドウ糖が細胞に供給されにくい状態になります。ところが、アディポネクチンには、インスリンを介さずに、細胞内に取り込まれるブドウ糖の量を増やす作用のあることがわかりました。アディポネクチンが正常に分泌されていれば、糖尿病の発症や悪化を予防できるというわけです。

アディポネクチンは、分子構造が複雑で人工的につくるのが難しいホルモンで、注射や薬剤などによって直接体に補充できません。しかし、ある食品を摂ることで増やせるとわかっています。その一つがコーヒーです。名古屋大学大学院の山下健《やましたけん》太郎《たろう》氏らのチームが、日本人労働者を対象とした研究で**「コーヒーの摂取量が多い人は、アディポネクチンの分泌量も多い」**ことを明らかにしています。また、杜仲茶《とちゅうちゃ》もアディポネクチンを増やすことが、三重大学と小林製薬との共同研究でわかっています。

さらに、マウス実験にて、大豆を食べていたマウスは、アディポネクチンの血中濃度が上昇したという報告もあります。**ＥＰＡ（エイコサペンタエン酸）を含む魚にも、アディポネクチンを増やす作用**があります。ＥＰＡは、サバやマグロ、マイワシ、ハマチ、ブリ、サンマなどの脂にたくさん含まれます。ＥＰＡを無駄なく摂取するには、生魚を新鮮なうちに刺身で食べるのが理想です。

一方、アディポネクチンを減らしてしまう生活習慣もあります。**一番の問題は、肥満**です。内臓脂肪量が増えると、アディポネクチンの分泌量が減るのです。内臓脂肪が体に溜め込まれてしまう原因は、食べ過ぎや運動不足です。食べ過ぎ飲み過ぎをしないこと、運動を適度にして筋肉量を維持することは、長寿ホルモンを増やすためにも重要なことだったのです。

さて、「アディポネクチンを増やすにはコーヒー」と聞いて、コーヒーの健康害が気になった人もいるでしょう。コーヒーは、健康にマイナスのイメージがついて回りますが、現在のところ、健康を害するという明らかなデータは見つかっていないようです。

ただ、コーヒーには鉄分の吸収を阻害する働きがあるので、貧血気味の人は、食事中や食事直後は控えたほうがよいでしょう。「コーヒーは胃に悪い」というのは、胃酸の分泌を促進する作用にあります。胃酸が増えれば消化力が上がるのでよいのですが、胃が荒れている場合には症状が悪化するので、良くないということなのです。「コーヒーを飲むと眠れなくなる」のは、カフェインの持つ覚醒作用によるものです。その人のカフェインの感受性によるので、そうした人は、就寝前は避けるとよいと思います。

コーヒーは、**ポリフェノールを豊富に含む抗酸化飲料**でもあります。厚生労働省の研究班は、**毎日コーヒーを飲む人は、飲む習慣のない人より子宮体ガンや肝臓ガンの発症率が低くなっている**と発表しています。

コーヒー、杜仲茶、大豆、新鮮な刺身も長生きホルモンを増やす

22 若返りホルモンは納豆とイワシで増える

アディポネクチンが発見される以前から、注目されていた**長寿ホルモン**があります。**DHEA（デヒドロエピアンドロステロン）**です。DHEAは男女とも6〜7歳頃から分泌が増加し、20歳前後でピークに達します。その後、加齢とともに直線的に下降していきます。そのため、以前から、人の老化の代表的な指標として注目されてきたのです。

日本の研究では、２００６年に久留米大学医学部の心臓・血管部門のグループが、DHEA濃度の高い人は長寿の傾向が強いことを米国の心臓病学会にて発表しています。

DHEAは、副腎や性腺から血中に分泌されるホルモンで、ガンや動脈硬化、糖尿病、アルツハイマー型認知症など生活習慣病の抑制に幅広く関与していると見られています。

ただし、作用メカニズムについては、すべてが明らかになっているわけではありません。

比較的はっきりわかっているのは、ＤＨＥＡの脂肪細胞に対する作用です。ＤＨＥＡが脂肪細胞に作用すると、**インスリンの感受性が高まり、細胞へのブドウ糖の取り込みが向上する**と確認されています。また、ＤＨＥＡはタンパク質と同化して、筋肉を増強させることが知られています。**脂肪細胞に働きかけ、筋肉を増強させるので、内臓脂肪の減少につながり、メタボリック症候群の予防につながる**とも期待されています。ＤＨＥＡが皮膚に働けば皮膚が若返り、脳にいけば脳が活性化するとも見られています。

米国では、かなり以前からＤＨＥＡの若返り作用が注目されてきました。たとえば、米国国立加齢研究所が、ボルティモア市で７１６人を25年間追跡した疫学調査を行っています。結果、ＤＨＥＡ値の高い人は低い人より長寿だったことがわかりました。また、65歳以上の男性を25年間追跡調査すると、ＤＨＥＡ値が低い人は25年後に45パーセントが死亡していたのに対し、ＤＨＥＡ値が高い人の死亡率は25パーセントでした。65歳以上の人の25年後といえば、90歳を超えています。

このような多くの研究結果により、米国では１９９４年にＤＨＥＡをサプリメントとして販売することが認可されました。そのため、日常的に服用する人がたくさんいました。しかし、日本では今も認可されていません。それには理由があります。

ＤＨＥＡは副腎や性腺で生産される男性ホルモンの一種だからです。サプリメントとして素人が手軽に服用するには、不都合な成分なのです。事実、ＤＨＥＡのサプリメントを長期間飲んでいた人は、前立腺や卵巣などのガンになりやすく、また症状を増悪しやすいことが認められています。妊娠中・授乳中に服用すると、重大な影響を母体に与えることも知られています。自己判断での服用は、危険です。

しかし、体内で自然な形で分泌量を増やすぶんには、問題ありません。むしろ、長寿ホルモンとしての働きを発揮し、若返りに役立ちます。それには、日常生活のなかでのちょっとした工夫が必要です。

まず、食事です。**納豆を食べるとＤＨＥＡが増えます**。納豆に含まれるイソフラボンがＤＨＥＡの材料になるからです。イソフラボンも、抗酸化力の高いフィトケミカルの一種です。イソフラボンは大豆製品に多く含まれ、豆腐や豆乳などにも豊富です。

もう一つは、**イワシを食べること**です。イワシに含まれるセレンが副腎を活性化することがわかっています。ＤＨＥＡは副腎から主として分泌されますから、副腎を活性化すると、ＤＨＥＡの分泌量が増えるのです。私は、「ちょっと疲れているな」と感じると、納豆とイワシのつみれがたっぷり入った納豆イワシつみれ汁をいただきます。

食事以外では、**適度の運動が大事**です。高齢者に30分間ほど軽めの運動をしてもらい、運動前後のＤＨＥＡ量を観測したところ、運動前は５５０だったＤＨＥＡが６５８に増加していました。運動は、ウォーキングでも簡単な体操でも、心地良いと感じる程度に好きなことを行う方法が最良です。

さらに、過剰なストレスが心身にかからないようにすることも必要です。副腎はストレスにとても弱い臓器です。ストレスにより副腎が弱ると、ＤＨＥＡを分泌できなくなります。ストレスを除くには、リラックスできる状況を意図的につくることです。私はお酒と音楽が大好きですから、ときどきお酒を飲みながら音楽鑑賞をします。また、副腎は寒さに弱い臓器です。若さを保つには、体を冷やさないこともとても重要です。

ＤＨＥＡは食事と適度の運動で増やそう

23 長生きしたければ肉を食べなさい

長寿や健康が話題になるとき、「肉は体に悪い」とまことしやかに言う人がいます。これは間違いです。**長生きしたければ、肉は食べなければいけません**。

人間の体は60兆個もの細胞からつくられています。細胞が正常に働けるのは、それぞれの細胞が膜に包まれているからです。ミトコンドリアもテロメアも、すべては細胞膜の内側にあります。細胞膜がなければ、秩序がなくなり、人間は人体の機能を保てなくなります。この大事な細胞膜の原料が、コレステロールです。

コレステロールは「善玉」と「悪玉」があるといわれますが、そもそもこの愛称がコレステロールの誤解を生むもとです。コレステロールに善も悪もありません。

善玉コレステロールとは、正しくはＨＤＬコレステロールといい、体内に蓄積したコレステロールを排出し、動脈硬化を予防する働きがあります。悪玉コレステロールは、LDLコレステロールが正式名称で、コレステロールを体内に供給する役割があります。が、増え過ぎると血管に溜まります。これが動脈硬化の原因と一般にいわれます。

動脈硬化とは、コレステロールや中性脂肪などの脂質が動脈に溜まり、動脈を硬くしたり血管を狭めたりする症状です。この症状が進めば血管はもろくなり、詰まりやすくなって、心筋梗塞や脳卒中の直接的な原因となります。そのため、コレステロールは心筋梗塞や脳卒中を起こさせる悪玉とされ、その摂り過ぎが問題視されるのです。

しかし、ここには大事なことが見落とされています。**LDLコレステロールが悪玉と化すのは、活性酸素と結びついたとき**です。活性酸素と結びつくと、LDLコレステロールや中性脂肪は過酸化脂質に変性します。この過酸化脂質こそが本当の悪玉なのであり、血管を傷つけ、ボロボロにするのです。

こうした成り立ちを無視して、「肉を食べると心筋梗塞や脳卒中になる」と述べるのが、「肉=健康悪」説を述べる人たちの言い分です。しかし、**LDLコレステロールがなければ、丈夫な細胞膜を維持できず、体にかえって悪い**のです。

近年、「コレステロール値が高いほど死亡率が低い」という大規模な研究や、「コレステロールを下げる薬を服用しても、心臓病予防効果は見られない」とする海外報告が相次いでいます。日本脂質栄養学会も**「コレステロール値は高いほうが長生きする」**との指針をまとめています。

浜松医科大学の高田明和名誉教授は、11年間、大阪府民約1万人のコレステロール値と死亡率を調べています。２００７年まで、日本では総コレステロール値が２２０㎎／dl以上の人は治療の対象とされていました。しかし、高田教授の調査結果では２２０を超えても死亡率に影響はなく、男性の場合、２８０未満まではコレステロール値が高くなるほど死亡率は下がっていました。現在は、「総コレステロールの上限は２２０」という数値は適正でないと、総コレステロール値そのものが診断基準から外されています。

世の中を見回しても、90歳を過ぎて元気な人は、肉をよく食べます。１００歳を超えて現役の医師を続けている日野原重明《ひのはらしげあき》先生も、週に2回はステーキを食べます。私はときどき日野原先生と食事をしますが、びっくりするほど大きなお肉をペロリと食べてしまわれます。百寿者の方々は、そうやって丈夫な細胞を日々つくっているのです。

私も週に3回はステーキを食べます。そのときには、たっぷりの野菜サラダもよく噛んでいただきます。活性酸素の害を消すため、お肉と一緒にフィトケミカルをたくさん摂るようにしているのです。

また、「肉を食べると腸内で腐敗し、有害物質を発生させるからよくない」という人もいます。たしかに、肉を食べ過ぎると腸内バランスが崩れて大腸菌が増えてしまいますし、結果、免疫力も低下します。しかし、腸内バランスを崩すほど食べ過ぎなければ大丈夫です。**週3回程度ならば問題ありませんし、そのときには色とりどりの野菜を一緒に食べれば、活性酸素を増やす心配もなくなります。**

コレステロールは、男性ホルモンの原料にもなります。男性もコレステロール値が減ると更年期障害になります。**50歳を過ぎた男性はとくに肉を適度に食べ、男性力を高めておくことが大事**なのです。

細胞の若返りには、コレステロールが必要

24 水道水を熱しただけの「白湯」は細胞を傷つける

「白湯《さゆ》健康法」が注目を集めています。これにも2つの問題点があります。

1つは、**水道水をそのまま沸騰させた水を飲んではいけない**ことです。水道水には、塩素が含まれます。塩素が体内に入ってくると活性酸素が発生します。では、煮沸消毒すれば良い水になるかといえば、もっと悪い水になります。水道水を煮沸させれば塩素は飛びますし、殺菌効果もあります。しかし、トリハロメタンの量は多くなります。

トリハロメタンとは、発ガン物質の一つとして知られる有害物質です。体内に入ると中枢神経や肝臓、腎臓などの臓器に負担をかけるうえ、アトピー性皮膚炎やぜんそくを悪化させます。摂取量が多くなれば、集中力の低下や疲労感、イライラなどの精神的な不調も現れます。流産の危険性が高まるという報告もあります。

この有害物質は、塩素と有機物が化合してつくられます。水道水を熱にかけると塩素と有機物の化合がみるみる進み、発生量が増えてしまうのです。トリハロメタンの含有量が最も多くなるのは煮沸直後で、煮沸前の2～3倍にも増えることがわかっています。

トリハロメタンを完全に取り除くには、15～30分間は沸騰させ続ける必要があります。

では、ミネラルウォーターなど塩素のない水を沸騰させるとよいのでしょうか。2つめの問題は、ここです。**ミネラルウォーターは加熱すると、水が持つ健康作用を失います**。白湯をミネラルウォーターでつくることほど、もったいないことはありません。

体を健康に導くには、水の力が非常に重要です。なぜなら、人間の体は、成人男性の約60パーセント、成人女性の約55パーセントが水でできているからです。その水は、血液やリンパ液となって体のすみずみに栄養を運び、病原菌などの異物や老廃物の排出を行い、約60兆個の細胞を潤して体内の環境を整えるなど、ありとあらゆる働きをつかさどっています。ですから、どんな良質な水を体に与えてあげるかで、体内環境は違ってきてしまうのです。**良質の水とは、体内環境を整える作用を持つ水**です。

それはどんな水かといえば、1万年前の人たちも飲んでいたような、人の手を加えていない生の水です。今でいうミネラルウォーターです。その生水を加熱して人の手を加えたりすれば、水の健康作用は失われてしまいます。

では、純水で白湯をつくればよいかといえば、これも怖いのです。最近は、水道水から不純物をきれいに取り除いた純水を無料で配るスーパーが多くなりました。純水は料理やお茶に使うならばよいでしょう。しかし、そのまま飲むのはよくありません。**不純物ゼロの水は溶解度が高く、人体に取り込むと体内のさまざまな酵素やカルシウムなどのミネラルまで溶かし込みます。**また、腸内フローラにも悪影響を与えかねません。

「日本人には軟水が合っている」は間違い

水の最も良い飲み方は、**加熱殺菌など人の手を加えていないミネラルウォーターを、そのまま飲む**ことです。白湯健康法では、白湯にデトックス（毒出し）効果があるというようですが、水そのものに老廃物を抱えて外に持ち出す作用があります。わざわざ沸騰させて、水の健康作用を奪う必要はありません。

ただし、一言でミネラルウォーターといっても、産地によって健康効果は異なります。ミネラルウォーターを買うときには、必ずラベルを確認しましょう。

選び方の主なポイントは3つです。1つは、アルカリ性の水であること。健康な人の体液は、弱アルカリ性です。それが疲れてくると酸性に傾き、体に不都合なことを起こします。ふだんからアルカリ性の水を飲んでいれば、体が疲れてきても、体内環境を素早く戻せます。

2つめは、原材料の欄に**「鉱泉水」「鉱水」「温泉水」**と書かれていること。これらの水は、数十年間かけ、磁鉄鉱や石灰岩の厚い岩盤を通り抜けて地底に湧き出た天然水です。こうした水にはミネラルが含まれます。一方、「伏流水」「井戸水」などはミネラルをほとんど含みません。世界各地には、人々の長寿を支えてきた水があります。長寿の水はみな「鉱泉水」「鉱水」「温泉水」です。日本にも長寿の水があります。私は日本各地のミネラルウォーターを研究し、「活性酸素を消す力のある水」をいくつか見つけました。日頃からこうした生の水で、活性酸素を消すような良質の水を飲んでおくことです。

逆に、体に悪い水は、原材料の欄に水の採取場所は書いてあっても、水の種類について詳しく記載していないような水です。また、ラベルに「非加熱」と表示のない水は、加熱殺菌した水の可能性が高いと考えられます。飲んでもよいですが、健康作用はないので、長寿の水にはなりません。

３つめは、**「おいしい」と感じる水を飲むこと**。ミネラルウォーターは、ミネラルの含有量から硬水と軟水に分けられます。「日本は軟水の国だから、日本人の体には軟水が適している」と言う人がいますが、これも間違いです。カルシウムやマグネシウムの多い水は、脳梗塞や心筋梗塞の予防効果もあります。自分にとっておいしい水は、体調が教えてくれます。**硬水がおいし**

●活性酸素を抑える水

	水の名前	採水地
軟水	仙人秘水	岩手
	宝の天然水	島根
	クリティア	静岡、山梨など
	リシリア	北海道
硬水	四国カルスト天然水ぞっこん	愛媛
	命のみず	三重
	浅虫温泉水・仙人のわすれ水	青森
	マグナ 1800	大分

いと感じるならば、体がミネラルを欲している証です。ただし、硬水を飲み慣れない人は、舌にもったりと感じ、最初は飲みにくく感じるでしょう。最初は硬度の低い水から試し、硬度をだんだんと上げていって、「おいしい」と感じるようになれば、それが体調に合っている水なのです。

良質な水は、長寿の水です。健康増進に水の力をぜひ役立ててほしいものです。

アルカリ性で非加熱、ミネラル豊富な生水が長寿の水

25 現代人が摂ったほうがよいサプリメント

人間は、体内でビタミンを合成できません。動物はもともとビタミンを食物から摂らなくても自分の体内でつくりだすことができました。しかし、人間は進化の過程にて、果物や野菜を豊富に食べられる環境にあったため、ビタミンを合成する必要がなくなったのでしょう。体内でビタミンを合成できないのは、人間とサルとモルモットだけです。

人の体内で、ビタミンを合成してくれているのは、腸内細菌です。野菜や果物をいくら食べても、腸内バランスが乱れていては、ビタミンをうまく合成できません。

最近はサプリメントを多用する人が多くなっています。野菜や果物を摂らなくても、サプリメントでビタミン類を摂れば大丈夫だと思っている人もいます。しかし、いくらサプリメントを摂ったところで、腸内細菌が十分に育っていなければ、それを体が生かすことはできないのです。**サプリメントを摂る前に、腸内細菌の餌となる新鮮な野菜や果物を食べ、腸内バランスを整えることが先**です。

ただし、私たちが暮らす文明社会は、ふだん通りに生活しているだけで、活性酸素が大量に放出される環境にあります。この社会で暮らすには、抗酸化力の高いフィトケミカルや水を、積極的に摂取する習慣を持つことが必要です。しかし、それだけでは十分でないこともあります。あくまでも食事の補助として、活性酸素を抑える健康食品を摂るのもよいことでしょう。

ビタミン類が私たちの体に必要なのは、1つには抗酸化力が強いからです。ビタミン類もフィトケミカルの仲間で、強力な抗酸化作用を持ちます。2つには、ビタミン類は、細胞の働きを健全に保ち、体各部の機能を円滑に保つ作用があるからです。そのため、ビタミンが不足すると、体にさまざまな障害を引き起こします。

ビタミンのそうした作用が広く知られているので、多くの人が健康を思ってビタミン類のサプリメントを愛飲しているのだと思います。腸内細菌が健全に育っているのならば、サプリメントの服用は良いことでしょう。

ただし、「ビタミンは食べものに含まれる栄養素だから安心」ということではありません。摂り方を間違えれば、体に害を与えてしまうこともあるのです。「健康のために」とサプリメントを服用するのに、これでは本末転倒です。

ビタミンには、水溶性と脂溶性があります。たとえば、ビタミンCは水溶性です。水溶性のビタミンは、サプリメントで大量に摂取しても、体で使われなかったぶんは尿と一緒に出てしまうので、摂り過ぎても問題はありません。

ところが、ビタミンAやE、Dなど脂溶性のビタミンは脂に溜まりやすい性質があります。大量に摂取すると、体の脂肪に溜まってしまい、過剰になってしまいます。ビタミン類は欠乏すると体の機能障害を起こしますが、体内で過剰になってもさまざまな機能障害を起こします。

たとえばビタミンDは、正常な骨の発育に必要なビタミンで、欠乏すると骨軟化症や骨粗鬆症《こつそしょうしょう》になりやすくなります。最近はビタミンDが不足している人が増えています。だからといってサプリメントで過剰に摂取してしまうと、カルシウムが腎臓や血管、肺、心臓など体中の臓器に溜まり、高カルシウム血症や腎障害、石灰沈着を引き起こします。

活性酸素の害を減らすには、サプリメントを上手に活用することは大事です。しかし、サプリメントとはいえ服用方法を誤ると副作用が現れることもあります。サプリメントは成分の性質をよく理解したうえで、服用しましょう。

抗酸化力ナンバーワンのサプリは、プロポリス

活性酸素を抑えるサプリメントの中で、最も強力な抗酸化力があるとわかっているのは、プロポリスです。

プロポリスは、ミツバチがさまざまな植物樹脂と自分の分泌物を合わせてつくった物質で、強力な抗菌作用があります。ミツバチはこのプロポリスを使って、巣内で病原菌が発生しないよう衛生状態を保っています。

プロポリスは古代より人間に愛用されてきました。健康を守る強力な作用が知られていたからです。

その健康効果は、プロポリスの中に含まれる20～30種類ものフラボノイドにあります。

フラボノイドもフィトケミカルの一種で、プロポリスのフラボノイドは、他の植物のフラボノイドに比べて、非常に強い抗酸化力のあることがわかっています。

世界各国の研究者たちは、プロポリスの研究を行い、多くの健康作用を報告しています。なかでも注目されているのは、抗ガン作用を持つさまざまな物質をプロポリスが持っていることです。

ただし、一言でプロポリスとはいっても、品質はさまざまです。これは多くのサプリメントに共通することです。よく吟味したうえで購入するようにしましょう。

ちなみに、プロポリスでいうと、ブラジル産が最高級品といわれています。環境の厳しいアマゾンに生息するミツバチは、病気から身を守るために強力なプロポリスを生成するからです。

活性酸素の害を消すには1に野菜、2に果物。3、4がなくて5にサプリ

column 2

安価な植物油やトランス脂肪酸は、脳を壊す

最近は、いろいろなところで悪い油の話がされるので、ご存じの方も多いかもしれません。しかし、世間にこれほど悪い油が出回っているのを見ていると、まだまだその怖さを知らない人が多いのだと実感します。私も、多くの著書の中で、悪い油がもたらす健康被害を述べてきました。

一言で油と言っても、さまざまな種類があるのですが、**オメガ3脂肪酸とオメガ6脂肪酸は必須脂肪酸と呼ばれます**。人の体では合成できないので、食べものから摂る必要があるのです。

さらに人体にとって重要なのは、**オメガ3脂肪酸とオメガ6脂肪酸のバランス**です。現代人の食生活は、オメガ3脂肪酸の摂取量が減少し、オメガ6脂肪

酸がどんどん増えているアンバランスな状態になっています。

現代の日本人に積極的に摂ってほしいのは、オメガ3脂肪酸が含まれる油です。オメガ3脂肪酸は、亜麻仁《あまに》油、しそ油、えごま油のほか、イワシやサンマなどの魚の脂に含まれています。

オメガ6脂肪酸は、ベニバナ油、コーン油、ごま油、大豆油、グレープシードオイルなどがあります。日常的によく使われる植物油の大半は、オメガ6脂肪酸です。

オメガ3脂肪酸とオメガ6脂肪酸の理想的な摂取量は、1対1から1対4とされています。ところが、現代人の食事は1対10から1対30になりやすいといわれます。

では、オメガ3脂肪酸の摂取量が減り、オメガ6脂肪酸の摂取量が多くなると、このアンバランスはどのような影響を体にもたらすのでしょうか。

最大の問題は、うつ病になる可能性が高くなることです。

フランス国立衛生医学研究所のO・マンゾーニ博士らは、脳神経が急速に発達する幼児期に、脂肪酸の栄養バランスが慢性的に悪い状態にあると、成人した後、抑うつや不安など情動に悪影響をもたらすのではないか、と仮説をたてました。そして、マウス実験を行いました。

実験の結果、オメガ3脂肪酸が胎児期から慢性的に足りていないマウスは、抑うつ行動が現れました。また、脳神経の働きも、柔軟性を欠くものでした。**オメガ3脂肪酸の不足が、脳神経の働きと情動行動に有害な結果をもたらす**と明らかにされたのです。

ではなぜ、油が脳の働きに影響を与えるのでしょうか。**脳の60パーセントは脂質でできている**からです。そのため、脳は油を絶えず欲しがります。脳にとって油は油で、健康の善し悪しなど関係ありません。油の供給量が減れば、「油をもっと摂れ」と指令を出します。

今度、スーパーマーケットへ行ったら、油を含む製品を改めて眺めてみてください。オメガ3脂肪酸を含む食品はごく少量で、オメガ6脂肪酸を含む食品ばかりです。オメガ3脂肪酸を含む亜麻仁油やしそ油、えごま油は高価ですが、オメガ6脂肪酸を含む植物油は安価です。オメガ6脂肪酸を豊富に含む植物油は、安価であるため広く流通しやすく、入手しやすくなっています。そこで、脳に命じられるまま、私たちは身近なオメガ6脂肪酸を含む食品をやたらと食べてしまう悪循環に陥るのでしょう。

うつ病が20世紀に入って急増しているのは、オメガ6脂肪酸を多く含む植物油の摂取量が増加していることに一因があると考えられています。オメガ6脂肪酸は、炎症性のある生理活性物質の原料になり、オメガ3脂肪酸は炎症を抑えて免疫を増強する生理活性物質の原料になります。うつ病患者は、オメガ6脂肪酸のほうの生理活性物質のレベルが高いと報告されています。さらに、**オメガ6脂肪酸を摂り過ぎると、アレルギーが起こりやすくなる**という報告もあります。

脂肪酸のアンバランスを整えるには、**オメガ3脂肪酸を意識的に摂る**ことが大事です。ただし、オメガ3脂肪酸は、非常に酸化しやすいという側面があります。酸化された油が体内に吸収されると、細胞膜にダメージを与え、周りの組織の老化を進行させる可能性があります。これを防ぐには、**少量ずつ買い求め、開封後は早めに使い切ること。冷暗所に保存すること。加熱調理を避け、食べる直前に料理にかけること。**この3点を守ってください。

オメガ3脂肪酸を摂るための、私のお気に入りメニューは、新鮮な青魚のお刺身を使ったカルパッチョです。薄切りにしたお刺身に岩塩を軽くふりかけ、亜麻仁油やえごま油をたらし、上からレモンやライムを搾ります。とてもシンプルな料理ですが、おいしくて効果的にオメガ3脂肪酸を摂ることができます。ぜひ、試してみてください。

もう一つ、**食べるのを控えたい油があります。それは、トランス脂肪酸です。**

トランス脂肪酸は、油に水素添加して人工的につくりだされた脂肪酸です。脂肪を研究している科学者たちの間では、油に水素添加することを「オイルをプラスチック化する」といわれます。トランス脂肪酸は、プラスチック同様、**自然界には存在せず、そのため自然界では分解されない物質**なのです。

私たちの周りは、いつのまにかトランス脂肪酸を多く含む食品であふれてしまいました。マーガリンやショートニング、フライドポテト、ビスケット、クッキー、クラッカー、パイ、ドーナッツ、ケーキ、シュークリーム、アイスクリーム、菓子パン、クロワッサン、インスタント麺、スナック菓子など、安価な食べものの多くに使われています。なぜなら、トランス脂肪酸の油は、人工的に安く大量生産できるからです。

たとえば、ファストフードの店では、ポテトやチキンをカラッと揚げ、ドーナツをサクサクにした食感にしあげるために、植物性ショートニングを高温で溶かし、揚げ油として使っています。言い換えれば、ファストフードのポテトやチキン、ドーナツは表面にプラスチックをコーティングしたようなものです。

私の友人は、フライドポテトが大好きでドライブスルーで買っては食べていました。彼は身の回りをあまり気にしない人で、車の掃除を2年ぶりにしたそうです。すると、いつ落としたのかわからないフライドポテトが出てきました。ホコリこそかぶっていましたが、そのポテトは**カビ一つ生えていませんでした。**腐らないポテトを見た彼は怖くなり、その後、フライドポテトを食べるのをいっさいやめたそうです。
『スーパーサイズ・ミー』という米国のドキュメンタリー映画を観たことがあるでしょうか。監督のモーガン・スパーロックが、30日間ファストフードを食べ続けた記録映画です。監督は、体重が11キログラム増え、うつ状態になり、性欲は減退し、かなり深刻な肝臓の炎症を起こしました。害はそればかりではありません。ファストフードを食べずにはいられなくなる中毒のような症状も現れました。

自然界に存在しない人工産物であるトランス脂肪酸は、体内に入ってきても、必須脂肪酸としての役割は果たせず、細胞膜の構造や働きに不具合を生じさせます。結果、体内で活性酸素が生じるようになります。

このトランス脂肪酸の影響を最も強く受けるのは、脳だと考えられています。脳の約60パーセントが脂質でできているからです。トランス脂肪酸が脳にダメージを与える理由については、次のように考えられます。

脳を構成する脂質には、オメガ3脂肪酸が欠かせません。しかし、オメガ3

脂肪酸が不足している場合には、トランス脂肪酸が脳の構成材料として代用されます。しかし実際にはトランス脂肪酸は必須脂肪酸の役割を果たせませんから、**脳の細胞膜が不安定になり、脳の伝達機能が衰えてしまう**のです。

イギリス・オックスフォード大学のピュリ医師らは、トランス脂肪酸は脳の活動に必要な酵素を破壊し、注意欠陥障害（ADD）や、注意欠陥多動性障害（ADHD）などを引き起こす要因になると報告しています。

米国神経学会の学術誌に2004年に発表された論文には、シカゴ郊外の65歳以上の住民2560人を長期間追跡調査した結果、**トランス脂肪酸を多く摂っている高齢者は認知症になる確率が高かった**と報告されています。

こうしたトランス脂肪酸の害を示した報告を深刻にとらえたWHO（世界保健機関）は、トランス脂肪酸の摂取量を、総エネルギーの1パーセント未満とする目標基準を設けました。これに同調するように、欧米を中心に世界では厳しい規制の動きが広がっています。

アメリカや韓国などでは、トランス脂肪酸の表示が義務づけられました。デンマークでは、2003年から最終製品に含まれる油脂100グラム中のトランス脂肪酸を2グラム以下とする規制を設け、また、2011年10月から「脂肪税」という制度で健康に悪影響を及ぼす食品に課税が行われています。2012年1月には新たに通称「チョコレート税」も設けられています。

ところが日本では、トランス脂肪酸の義務表示すらいまだに設けられていません。2012年に開かれた内閣府食品安全委員会の専門調査会では、「通常の食生活では健康への影響は少ない」として、日本国内での規制は不要とする内容の評価書をまとめました。その理由とは、「多くの日本人のトランス脂肪酸の摂取量は、1パーセント未満なので心配ない」というものです。

しかし、ポテトチップやアイスクリーム、菓子パンの大好きな人はたくさんいます。こうしたものを日常的に食べている子どもも、決して少なくないでしょう。それらの人々の摂取量は、基準値を超過する可能性が十分にあります。

油は体に必要なものですが、**悪い油を摂ると脳を壊します**。国が規制を設けない日本では、自主規制するしか健康を守る方法はないのです。

column 3

命を縮める「新型栄養失調」になる人が増えている

「**新型栄養失調**」という言葉をご存じでしょうか。

今、70歳以上の5人に1人がこの新型栄養失調になっているという国の調査があります。若い人にも、新型栄養失調は無関係ではありません。

「飽食の時代と呼ばれるこの日本で、栄養失調なんておおげさな」と思われるでしょうか。

「自分は太っているから関係ない」

「3食食べているのに栄養失調になるわけがない」

と思うでしょうか。しかし、新型栄養失調は、飽食の時代の日本において、**体型や食欲に関係なく、多くの人が自覚のないままに陥っている可能性が高い**

病気です。太っていても、毎食しっかり食べている人も、一つの栄養素の不足で起こってくるのです。

新型栄養失調の指標となるのは、血清中に含まれるタンパク質の一種である**血清アルブミンの量**です。血清に含まれるタンパク質の中で、血清アルブミンは最も多く、約60パーセントを占めています。食事によるタンパク質の摂取量に敏感に反応するため、タンパク質の栄養状態を示す指標とされています。

この血清アルブミンには、血液の浸透圧を維持する機能があります。血液が体内を正常に循環しているのは、血清アルブミンが血液中の水分量を保って浸透圧を維持しているおかげです。さまざまな物質と結合する作用が強いのも、血清アルブミンの特徴で、カルシウムなどのミネラルや脂肪酸、酵素、ホルモンなどと結合し、それらの物質を必要としている部位へ運び届ける役目があります。

ですから、血清アルブミンが減ると、体のさまざまな機能が正常に動けなくなり、組織がつくられなくなります。血管をつくる材料が不足すれば脳出血を起こし、赤血球の材料が足りなければ貧血になります。免疫細胞がつくられなければさまざまな病気を起こしますし、筋肉がつくられなければ歩けなくなり、寝たきりの状態になってしまいます。

つまり、**新型栄養失調とは、命を縮める病**なのです。

今なぜ、この恐ろしい病に無自覚のままなってしまう人が増えているのでしょうか。**最大の原因は、誤った粗食信仰**です。「日本伝統の粗食が健康によい」「肉や卵を食べると生活習慣病になる」という誤った情報が世間に広がるにつれ、生活習慣病を避けたいがために、高タンパクの肉や卵の摂取を控えている中高年がとても多いのです。

血清アルブミンの材料となるのは、肉や卵、魚などの動物性タンパク質と、大豆などの植物性タンパク質です。「豆腐や納豆など植物性のタンパク質を摂っていれば、動物性タンパク質は摂らなくてもよい」という人がいますが、これは大きな過ちです。大豆は腸内細菌の餌になる、体に大事な食品ですが、タンパク質の含有量で考えれば、血清アルブミンを増やすには、肉や卵も必要なのです。

血清アルブミンが3・5㎎／dl以下になると、新型栄養失調と診断されます。肉抜き、卵抜きの食生活を続けている人は、この数値を下回る前に今すぐ改めるべきです。実際、高齢者で3・4㎎／dlの人は、1年後に半数が亡くなっているという、これまたセンセーショナルな報告もあります。それに対して、4・2㎎／dlならば、1年後に亡くなっている人はいません。

ここまでお話ししても、「肉や卵は、コレステロール値が高くなるから怖い」という人がいるかもしれません。しかし、前述したように、コレステロールは**少々高いくらいの人のほうが長生き**なのです。細胞膜の原料となるのがコレステロールであり、材料が十分にあれば丈夫な細胞を維持できるからです。一例をあげれば、認知症の重症度を評価する「臨床認知症評価法（CDR）」でも、コレステロールと血圧は適度に高いほうが健全な数値を示します。コレステロールが、脳細胞を丈夫に保ってくれているため、認知症を防げるのです。

ただし、肉食の頻度が多くなってしまうと、それも問題です。エネルギー過多になって肥満になりやすくなります。また、腸内バランスが乱れ、免疫力の低下を起こします。

食において大事なのは、「いいとこ取り」です。「**夕食は、肉が週3日、魚が週4日。副菜の野菜はたっぷり。主食なし**」が、高タンパク質食品のいいとこ取りをしながら長寿を達成するための、ちょうどよいバランスだと私は考えています。こうした食事をしていれば、新型栄養失調で命を縮める心配は回避できるはずです。

第3章

腸をダメにする生活、鍛える生活

26 「シャワーだけ」がガン細胞の増殖を許す

仕事の忙しい人ほど、入浴せずにシャワーですませることが多いようです。体を清潔に保つことに目的があるとすれば、シャワーだけでも問題はないのでしょう。しかし、健康を主眼に置くと、良い習慣とはいえません。なぜなら、**腸の機能を活性化し、ガンを予防するには体を温めることが必要**だからです。そのためには**入浴が大事**です。

2012年3月、私は、名古屋で開催された「ミラクルワールド　予防医学フォーラム2012」にて、『免疫革命』の著者として知られる安保徹《あぼとおる》新潟大学教授と講演を行いました。そのとき、安保教授は「ガン細胞は先祖返りした細胞」であり、体内を低体温・低酸素の環境にしたために、古《いにしえ》の細胞に戻ったのがガン細胞だと話されていました。

地球上に生命体が誕生したとき、私たちの祖先となる生物は、無酸素と低温の環境にて解糖エンジンを働かせて生きている単細胞生物でした。強力な放射線に地球がさらされていたため、生物は深海でしか生きられないという、過酷な環境下で生みだされたのが解糖エンジンです。そうした環境の中で、血管を伸ばし、栄養を吸収する細胞がいたのですが、ガン細胞はその生命力旺盛な細胞と性質が似ているというのが、安保教授のお話です。実際、ガン細胞は高糖質・低酸素・低体温という体内環境を好みます。その環境とは、古の単細胞生物が生きていた環境に酷似しています。

一方、ミトコンドリアエンジンは、地球上が酸素に覆われ、表面温度が高くなるなかで築かれたエネルギー系です。そのため、酸素が豊富で体温が高い状態でよく動きます。ミトコンドリアエンジンが活性化するのは、低糖質・高酸素・高体温の環境です。

ガン細胞の増殖を許さないためにも、中高年になったらミトコンドリアエンジンを活性化し、解糖エンジンの動きはゆるやかにとどめることが必要です。中高年の体は、ミトコンドリアエンジンがメインに動いているため、解糖エンジンがフル稼働してしまうと、活性酸素が発生しやすくなっています。これを防ぐには、高糖質の食生活を改めること。そして、高酸素・高体温の環境を努めてでもつくりだすことです。

1日1回、温かいお湯につかり、体温を上げることは、ミトコンドリアエンジンを活性化するとともに、ガン細胞の成長を許さないことにつながります。また、腸の働きを高め、免疫力を高める効果もあります。

腸は絶えず食物を消化し、病気から体を守るために免疫細胞を育てています。常に持続的なエネルギーを使って、消化や免疫機能の活性化を保持しようと努めています。それには、持久力に優れたミトコンドリアエンジンがスムーズに動き続けていることが必要です。小腸は糖の吸収を積極的に行いますが、自分でエネルギーとして使わず、アミノ酸の一種であるグルタミン酸を使います。むしろ腸は、糖がたくさん入ってくるのを嫌がります。ミトコンドリアエンジンにエネルギー産生を頼っているため、解糖エンジンにフル稼働されると困ってしまうのです。

安保教授は**「体温を1度上げると免疫機能が30パーセント上昇する」**とも話されています。体温が上がれば、ミトコンドリアエンジンが活性化して腸の働きが活発になり、免疫機能が増強されるのです。

また、ミトコンドリアエンジンを活性化するには、高酸素も重要です。**1日数回深呼**

吸して、体に酸素を満たしてください。その習慣も、ガン予防には非常に効果的です。

私は週に1回、時間を見つけては近所の温泉に出かけます。温泉では、まず屋内の湯船によくつかって体を十分に温めます。次に、露天風呂に入り、深呼吸をして新鮮な空気を体に取り入れます。こうすると、高酸素・高体温の体内環境を一緒につくることができ、体がリフレシュしてパワーがこんこんと湧いてくるのを実感します。

ついでに、私は軽い運動も行います。温泉の端で、浴槽に足を引っかけ、腹筋運動をするのです。この週1回の筋肉トレーニングは私の大事な健康法です。

最近は温泉施設が各地にできています。都会にも温泉はあります。こうした施設をご自身の健康増進のために上手に利用してください。もちろん、忙しくて温泉に出かけるゆとりを持てないという人も多いでしょう。そうした人こそ、1日1回、自宅の浴槽にゆっくりつかり、体をしっかり温める習慣を大事にしてほしいと思います。

湯船にのんびりつかって深呼吸すれば、ガン細胞の成長を抑えられる

27 石鹸で手洗いをすると風邪をひきやすくなる

風邪予防に効果的な方法をお教えします。**手洗い・うがいを熱心にしないこと**です。

一般には、風邪予防には手洗い・うがいといわれます。手やのどについた風邪の細菌やウイルスを体内に取り込まないようにするために洗い流してしまおうという水際作戦です。私も手洗いやうがいはしますが、そのときに石鹸《せっけん》やうがい薬は使いません。石鹸やうがい薬を日常的に使っていると、かえって風邪をひきやすくなるからです。

私たちの周りには、目に見えない無数の菌がたくさんいます。体にもいっぱいくっついています。腸には腸内細菌が棲んでいますし、皮膚には皮膚常在菌という菌がいます。口にも鼻の穴にも、ウンチの出る穴の周りにも、たくさんの菌がいます。この菌たちは、私たちの免疫力を高め、体を守ってくれる大事な同志なのです。

ところが、今の日本人は、すべての細菌をいっしょくたにバイ菌扱いします。身の回りから細菌を排除すれば、健康は保たれると勘違いしているのではないでしょうか。

本書では、腸内細菌が私たちの健康を守ってくれていることを述べてきました。皮膚常在菌も、私たちにとって大事な菌です。皮膚常在菌たちは、皮膚の脂肪を食べて生きています。菌が脂肪を食べると、皮膚に脂肪酸の膜がつくられ、皮膚が弱酸性に保たれます。この弱酸性のバリアが、病原菌が皮膚で繁殖するのを守ってくれているのです。

ですが、**石鹸で皮膚を１回洗うと、皮膚常在菌の90パーセントが洗い流されてしまいます**。ただ、菌が10パーセント残っていれば、その菌たちががんばって増殖します。しかし、もとの状態に戻るまでに12時間かかります。ですから、１日２回は石鹸を使ってもよいのですが、それ以上はいけないのです。

薬用石鹸はおすすめしません。まさにテレビコマーシャルでやっているように、皮膚常在菌を皆殺しにしてしまうからです。こうなっては、12時間ではもとに戻りません。

石鹸の使い過ぎで、手から皮膚常在菌が極端に減ってしまうとどうなるでしょうか。皮膚常在菌が脂肪酸の皮膚膜をつくらなくなって、角質層にすき間ができ、皮膚がカサカサになります。角質層とは、皮膚の最も外側にあって外敵の侵入を防ぐ硬い層で、皮膚のカサカサは、外敵の侵入を防ぐための角質層のブロックが崩れていることを表しているのです。

カサカサの皮膚は、皮膚常在菌も皮脂膜のバリアも弱まっている状態を表します。風邪のウイルスやアレルゲンがくっつきやすい皮膚なのです。つまり、風邪予防のために手を洗う水際作戦は、石鹸を使うことでアダになってしまうのです。

雑菌と触れ合う生活が、バイ菌に強い体をつくる

雑多な菌が身の回りにいないというのは、とても恐ろしいことです。それがどういうことなのか、O‐157やO‐111を例に考えてみましょう。O‐157やO‐111は、大腸菌の変種です。大腸菌を悪玉菌と呼び、抗菌薬や殺菌剤を使って人間が排除しようとした結果、大腸菌は生き延びるために約200種もの変種を生みだしました。その多くが、生き抜くために強い毒性を持つようになったのです。この111番目に生

まれたのがＯ－１１１で、１５７番目に生まれたのがＯ－１５７です。

近年、Ｏ－１１１やＯ－１５７による食中毒が増え、死亡する人も多くなっています。社会的な恐怖感も高まっています。しかし、Ｏ－１１１やＯ－１５７の実態とは、実はヤワな菌なのです。菌の持つエネルギーを全体で１００とすると、毒素を生みだす菌は、毒素の産生に70を使ってしまうため、生きる力は30ほどしかありません。生きる力が弱く、雑多な菌がいる場所では生きられません。他の菌に負けてしまうからです。

ところが、無菌の場所では我がもの顔で増殖します。Ｏ－１５７やＯ－１１１が猛威を振るうのは、給食の現場やレストランの厨房《ちゅうぼう》など、衛生管理の行き届いた場所です。

Ｏ－１５７やＯ－１１１に感染して、死亡してしまう人と軽い下痢ですむ人の違いも、日常的にいかに雑多な菌と触れ合っているかにあります。**ふだんから清潔に気を使い過ぎている人は、腸内細菌が育っていません**。腸内細菌は、雑多な菌が外から腸に入ってくることでいっそう活性化するからです。菌が外から入ってこない生活をしていると、腸内フローラが整わないばかりか、腸内細菌は敵が来ないことに安心して怠けてしまい、いざ病原菌が入ってきても排除する力を持てないのです。

これは風邪のウイルスでも同じです。近年、インフルエンザやノロウイルスなどが猛威を振るっています。「新型」と呼ばれるウイルスも現れています。感染症で重症化する人が多いのは、新型が現れている以上に、日本人がふだんから菌を排除して暮らしているために、免疫力が総じて低下していることに原因があると私は見ています。

手やのどに雑多な菌群が育っていれば、1つの菌だけが猛威を振るうのは難しくなります。しかし、雑多な菌がいない場所では、1つの菌が簡単に増殖できてしまうのです。

ふだんの手洗いに石鹸は必要ありません。外から帰ったあとでも、**流水で10秒も洗えば、手についたウイルスは流せます**。流水のみによる手洗いこそが、大事な皮膚常在菌を守りながら、手についた病原菌を洗い流す最良の水際作戦です。石鹸は、手に目に見える汚れがつき、その汚れを消したいときや、入浴時のみで十分です。

うがいも同じで、水で十分です。風邪をひく前から、殺菌作用のあるうがい薬でうがいをするのは逆効果です。

さらに、抗菌薬（抗生物質）の使い過ぎも良くありません。

抗菌薬は、微生物が産出する化学物質でつくられます。その物質によって、細胞壁の合成を邪魔したり、タンパク質をつくらせないようにしたり、細胞の核の働きを止めたりして、病原菌の活動を防ぐとともに増殖を食い止めます。

ただし、抗菌薬が増殖を止めてしまうのは、病原菌だけではありません。**免疫細胞や腸内細菌にも同様のダメージを与えてしまう**のです。しかも、抗菌薬で殺せるのは細菌のみです。風邪の95パーセントはウイルスが原因ですから、風邪で抗菌薬を飲んでも治るわけではありません。風邪で抗菌薬を服用する目的は、風邪で弱っている体に他の菌が感染して重篤な症状を起こさないよう、二次感染を防ぐことにあります。しかし、抗菌薬にはこの二次感染を防ぐ効果のないことが最近になってわかっています。

抗菌薬は肺炎や結核など、どうしても飲まなければいけないときだけにして、通常は使用を控えるべきです。ふだんから頻繁に飲んでいると、免疫力が弱まり、肝心なときに感染症を防げなくなってしまいます。

多様な菌との共生が、病原菌に強い体をつくる

28 恋する気持ちを忘れなければ、心が老いることはない

ときには20歳の青年よりも60歳の人に青春がある。
年を重ねただけで人は老いない。
理想を失うときはじめて人は老いる。

これは、サミュエル・ウルマンの『青春』という詩の一節です。『青春』は、マッカーサーの執務室に掲げられ、松下幸之助が座右の銘にしていたことでも知られています。
私もこの詩が好きです。青春とは人生のある時期にのみ存在するものではありません。感性を磨きながら夢を持ってチャレンジしていれば、いくつになっても青春の感動を味わうことはできます。また、ヘルマン・ヘッセはこういいます。

「人は成熟するにつれて若くなる」

体は老化していっても、感性を磨いている限り、心は年齢とともに若返っていくのです。感性は先祖から新生児に受け継がれ、３歳までの養育環境で目覚め、青年期で自己研鑽をすることで磨かれ、高年期に完成されます。その感性が、人の心を若くします。

私は、人は90歳になっても１００歳を過ぎても、生きている限りいきいきと輝けると思っています。百寿者の方々から見れば、私などまだ若者ですが、70歳を過ぎても成長することに努め、「今も青春」と毎日を楽しんでいます。

人の感性を磨かせるもの、自己研鑽《けんさん》させるものには、多くの方法がありますが、最も大事なのは、人と人とのコミュニケーションです。その最たるものが恋愛でしょう。

「結婚したら恋はしない」「もう歳だからセックスはできない」というのが日本に根強く生きる常識的な考えですが、それは自己研鑽を怠けていることの言い訳にも聞こえます。なぜなら、恋する気持ちを忘れた人には、年齢に関係なく若々しさが感じられないからです。**感性を磨くことを怠ったときから、人は老いていくのです。**

反対に、年齢に関係なく、心にときめきを忘れない人は、何歳になっても心が青春を生きています。元気にいきいきと長寿人生を謳歌したいならば、年齢を言い訳にせず、恋する心を持ち続けることも大事だと思うのです。

恋愛とセックスは、長生きするための百薬の長です。中国の古典には「一薬一日、一撫十日、一吸百日」とあるそうです。薬では1日分の効果しかないが、パートナーとスキンシップをすれば10日長生きし、お互いの愛液や唾液を口にすれば100日長生きするという意味だそうです。つまり、薬を服用するよりも、セックスによるエネルギー交換のほうが、生命力の増強につながるというのです。まさに「性は生なり」です。

恋する気持ちは腸内細菌がつくっている

では、恋愛やセックスを楽しむ心を忘れてしまった人はどうすればよいのでしょうか。実は、ここでも腸内細菌が活躍してくれます。

2000年のノーベル医学生理学賞受賞者は、ドーパミンの研究をしたアルビド・カールソン博士でした。カールソン博士は、**神経伝達物質であるドーパミンは「幸せを記**

憶する物質」であることを明らかにしています。

ドーパミンは、人間の脳にやる気や性欲や興奮のメッセージを与える働きを持っています。人が何かを好きになってやめられなくなることを記憶する物質でもあります。人が人をどうしようもなく好きになるのもドーパミンの働きです。

このドーパミンの前駆物質を合成し、脳へ送っているのが腸内細菌であることがわかってきました。腸内細菌が多く、働きも活発な人は、脳内でドーパミンをたくさん分泌できますが、腸内細菌が貧弱な人はドーパミンの分泌量も減ると考えられます。ですから、恋愛やセックスを楽しむ心を取り戻すには、ドーパミンを満足に分泌できるよう、腸内細菌を増やすことから始めるとよいでしょう。その方法は、この本をここまで読んでくださったみなさんにはもうおわかりだと思います。

最近、歳の差が親子ほど離れた異性に憧れ、恋愛状態に陥る人たちが多いという話を聞きます。ドーパミンが脳を覚醒させ、興奮状態にしているときには、「恋は盲目」になります。恋愛の真っ最中は、将来の幸福の追求よりも、短絡的な目先の快楽を重視するようになるのもドーパミンの仕業です。ドーパミンが大量に分泌されている間は、年齢差や将来性などは関係なくなるのです。

ただし、**1つの恋愛でドーパミンが大量分泌される期間は、2〜3年**です。これを過ぎると、β‐エンドルフィンという物質が出てきます。これには、脳を落ち着かせる癒やしの効果があります。恋愛関係にとって大事なのは、ドーパミンからβ‐エンドルフィンに切り替わるこの時期です。この時期に、**β‐エンドルフィンがたくさん出るようパートナーを大切にし、十分な愛情表現をすることが、恋愛を長続きさせる秘訣**です。

反対に、それができないと、「なんでこんな人を好きだったんだろう」「どこが良かったのだろう」ということになってしまうのです。

これは、夫婦関係においても同じことです。ドーパミンとβ‐エンドルフィンの力を上手に使えば、夫婦が恋愛関係を持続させたり、再燃させたりすることが可能です。

とくに、男性は40歳を過ぎたら離婚してはいけません。寿命が10年縮まると思ってください。事実、40歳を過ぎて離婚した男性は、ガンになりやすいという統計があります。ご自身の長寿のためには、努めてでも奥さんに感謝の気持ちを伝え、愛情表現をし、夫婦で恋愛とセックスを楽しむ気持ちを持ち続けることです。

一方、女性は熟年離婚しようと、夫に先立たれようと、寿命に変化は起こりません。女性は隣に男性がいなくても、免疫力に差が出ないからです。しかし、**男性は隣に女性がいないと、免疫力が落ちるタイプが多い**のです。ですから、男ががんばるしかありません。自身の長寿人生のためです。私も妻に感謝の気持ちを伝えるよう努力しています。

また、人間関係を広く持つために、社会に出ていくことも大事です。社会へ出るといっても、毎日会社へ行くことではありません。利害関係のない男女が集まるハイキングやダンス、町会、クラス会、カルチャーセンターへ出かけることです。そうして、自分はどうすれば異性にモテるかを研究し、自覚することです。「性格を変えてみる」「態度を変えてみる」「服装や髪形を変えてみる」など、他者に好印象を持たれる方法を、ぜひ研究してみてください。そうすると、「人と触れ合う生活」や「おしゃれをする生活」になります。それが恋に華やぐ生活へとつながっていくのです。

40歳を過ぎて離婚をすると、男は早死にする

29 「イワシの群れ」の1人にならない

免疫力の70パーセントは腸内細菌がつくります。これはお話ししました。では、残りの30パーセントはどのようにつくられるのでしょうか。答えは、心です。

周囲の細かな出来事を気にせず、自分らしくあるがままに生きている人ほど、元気で長生きです。そういう人ほど免疫力が強いからです。**周囲に自分がどう思われているのかを気にし、周囲に自分を合わせてしまう人は、免疫力が弱くなりがち**です。ストレスを溜め込みやすい性格だからです。ストレスが腸内細菌を減らし、免疫細胞のNK細胞の活性を弱めてしまうことはお話ししました。ストレスを抱える時間が長くなれば、腸内細菌も免疫細胞も弱まり、病気をしやすくなります。

人が最もストレスを感じない生き方とは、結局のところ、「あるがままに生きる」こ

とでしょう。私は毎夏、インドネシアへ医療調査に出かけます。今年でもう45年目です。私はインドネシアで過ごすなかで、「あるがままに生きる」大切さを知りました。

インドネシアへ行く以前の私は、他人の目ばかり気にしていました。教授が研究室に残っていると、用がなくても私も研究室に残りました。他人の目を気にする一方で、自分のやりたいことはどんなことでもするという、わがままな人間でした。

インドネシアの人々は、自然と融和して、野生の生きもののような生活をしています。島での暮らしは、とてものんびりとして穏やかです。不便だけれども、人間として自然な暮らしです。私が出かけるのは、インドネシアのカリマンタン（ボルネオ）島です。住民はマハカム川沿いに高床の家を建て、川で糞尿をし、その水で体を洗い、食事の用意をします。私も、滞在中は川の水で入れたコーヒーをいただきます。

川を荒らす洗剤や消毒剤などは誰も使いません。ですから、大腸菌や寄生虫の卵がウヨウヨいます。しかし、命を奪うような怖い病原菌はあまりいません。雑多な菌が共生している場所では、特定の病原菌だけが増殖することはないのです。

日本の塩素入りの水道水を、私は決して飲みませんが、マハカム川の水は安心して飲みます。大腸菌や寄生虫は1万年前から人類がつき合ってきた生物たちなので、それを取り入れれば、私の腸内細菌が強くなることがわかるからです。反対に、日本の水は活性酸素を出す水なので、怖くて飲めません。

活性酸素の出ない川の中で体を洗う島の人たちは、髪も肌もみんなつやつやです。日本の女性は、朝夜スキンケアに勤《いそ》しんでいますが、島の女性たちは、石鹸で顔を洗ったり、化粧品を顔に塗りたくったり、そんな不自然なことをしません。しかし、批判を恐れず正直にいえば、日本の女性とは比べものにならないくらい、髪も肌も触りたくなるほどつややかです。川で水遊びをする子どもたちは、はじけるような笑顔が印象的で、お年寄りにも幼い子にも親切です。みんなが自分の「あるがまま」を生きています。

カリマンタン島の人たちと野生的な生活をしていると、自分の中の野生性が目覚めていくのを感じます。他力本願にならず、自分自身で問題を解決すること、自分自身の「あるがまま」を感じ、「あるがまま」を率直に受け入れて生きることの心地よさを実感します。自分が好きなことに熱中し、好奇心を持って自分の感性を磨き続ける生き方をしていると、ストレスを感じることがなくなります。

そうした島の暮らしのなかで、私は「あるがままに生きる」ことは、他人の「あるがまま」を受け入れることであると気づきました。**「わがまま」とは、他人の「あるがまま」を受け入れようとしないこと**なのです。

見栄もプライドも卑屈さも、周囲との比較から生まれるつまらない気持ちです。自分の「あるがまま」も、他人の「あるがまま」も認めない狭い心から生まれる膿《うみ》のようなものです。しかし、そうした**負の気持ちに縛られるところから、腸内細菌やＮＫ細胞をダメにしてしまう劣悪な精神的ストレスは生まれてくる**のです。

自分を殺した生き方は、腸内細菌を弱めてしまう

アーサー・ボストンは『日本人は鰯《いわし》の群れ』という本で、外国人から見た日本人論を展開しています。イワシは１尾がこっちを向くとみんなもワーッとこっちに泳ぎ、１尾が向きを変えると、またみんなで同じ方向を向きます。日本人は、その姿にそっくりだというのです。

医学界でもそれを感じます。そこに身を置くと、「日本人は群れて行動する民族」であることを感じます。私は20年前に「寄生虫や細菌などを一方的に追放したキレイ社会が日本人の免疫力を低下させ、アトピーや花粉症などのアレルギー病を増加させた」というアレルギー抑制説を発表しました。しかし、日本の医学会ではまったく省みられることなく、無視されてきました。

ところが、最近になって欧米の学者たちからアレルギー発症の衛生仮説が発表されるや否や、日本の学者たちはおもしろいようにその説に賛同したのです。欧米という強力なボスがこっちを向いたから、日本のみんなもこっちを向いたというわけです。

日本人は「群れなければ損する」と脳で思ったまま行動してしまいます。腹の中でそれが「間違っている」とうすうす感じたとしても、大きな流れに抗うことをしません。しかし、**大きな流れに自分を合わせるのはストレスの溜まることです。**自分の「あるがまま」を押し殺す生き方だからです。それは結局のところ、腸内細菌や免疫細胞の力を弱め、病気になりやすい体をつくることになります。もうそろそろ、日本人はイワシ化した生き方は身のためにならないと脳の回路を切り替えるべきでしょう。

私は、20年前に発表した寄生虫や細菌などによるアレルギー抑制説を証明するために、寄生虫の一種であるサナダムシを5代にわたり15年間、自らの腸の中で飼い続けました。自分の体で試すことで寄生虫によるアレルギー抑制説を証明しました。日本人の行き過ぎた抗菌ブームに警鐘を鳴らすために、土壌菌を飲んで自分の免疫力がどのように変化するかを調べもしました。

タブーにばかり挑戦する研究姿勢により、私は医学関係者からバッシングばかりされています。医学部での倫理委員会の査問委員会では、被告席に何度座ったかわかりません。それでも私は、これからもタブーに挑み続けるでしょう。それが私の「あるがまま」だからです。**「あるがまま」に生きていると、人生が輝き、自分に宿るいろいろな可能性が見えてきます。その心が、免疫力を高め、腸内細菌を元気にしてくれる**のです。

人生は、あるがままに生きているからこそ楽しいのです。

あるがままの自分で生きていれば、ストレスは溜まらない

30 「医者いらず」の妙薬は〝ポジティブ思考〟と〝大笑い〟

ストレスは免疫細胞や腸内細菌の大敵ですが、**ポジティブ思考は免疫力を高めます**。とくに笑ったり楽しいことをしたり、ポジティブに毎日を過ごしていると「医者いらず」の体になることは、多くの研究により明らかにされています。**「医者いらず」の体になるには、1日1回は大いに笑うことです**。

米国ジョンズ・ホプキンス病院では、患者さんに「精神健康」という冊子を配っています。そこには、「笑いは体内のジョギングである」と書かれてありました。「笑いはNK細胞の生成と活性化を促し、感染症の予防ばかりではなく、ガンの治療にも効果がある」とも述べられています。

また、米国のジャーナリストであるノーマン・カズンズは著書『笑いと治癒力』の中で、笑いが感性のプログラムを活性化し、治癒力を高めることについて述べています。笑いは自律神経を介して、心と体の機能を活性化させるというのです。

たとえば、愛情を注がれずに育った子どもは、発育が遅れ、身長や体重が伸びません。「優しさ」という感性の情報が欠如すると、心のプログラムが円滑に働かなくなり、成長ホルモンの分泌だけでなく、食物の消化・吸収までうまくいかなくなるからです。反対に、優しくされると、子どもの消化・吸収力が進み、成長ホルモンの分泌だけでなく、免疫プログラムまでも活性化されます。そしてこれと同じように、笑うという行為は、神経・内分泌系から、免疫系へと続く心と体のプログラムを活性化し、免疫系の働きを高めると、ノーマン・カズンズは『笑いと治癒力』の中で述べているのです。

笑うことで、免疫細胞が活性化するというデータはいくつかあります。リー・ベーク博士は、健康な医学生52人を対象に１時間のコメディビデオを観賞させ、その前後の免疫因子の活性を測定しています。

この調査では、いくつかの免疫因子が測定されています。たとえばＮＫ細胞の場合、その活性は観賞前は24パーセントでしたが、観賞後は38パーセントに増えていました。

その他の免疫因子も、それぞれ活性を高めています。

ルイ・パストゥール医学研究センター客員研究員である伊丹仁朗《いたみじんろう》博士も、ガン患者など8人と正常の人11人に吉本興業の公演を見てもらい、NK細胞の活性を調べています。その結果、活性値は3〜4倍も上昇していました。

ただし、免疫力を向上させるには笑いの質も大事です。防御や攻撃の笑いは交感神経が優位になり、免疫力を低下させます。免疫力が向上するのは副交感神経が優位になったときです。副交感神経が優位になると、免疫細胞をつくるリンパ球が増えるからです。

副交感神経が優位になる笑いとは、まず「楽しく笑う」ことが出発点になります。そして「大声で笑う」とより効果的です。

「大声で笑う」と、横隔膜の上下運動と腹圧の増減によって内臓が刺激されます。とくに、小腸や大腸の蠕動《ぜんどう》運動が活発になります。すると、血流が促進され、脳の前頭野という部分に興奮が起こります。それが間脳に伝わり、間脳が活発に働きだします。結果、神経伝達物質であるプロオピオメラノコルチン（POMC）というタンパク質をつくり、それが無数の神経ペプチドに分解されます。

この神経ペプチドは、まるで感情を持っているかのように情報の善し悪しを判断し、その判断によって自分の性質を変える力を持っています。「楽しく笑う」と、その情報はドーパミンやβ‐エンドルフィンなどの「善玉ペプチド」を生み、血液やリンパ液を通じて全身に流れます。それがＮＫ細胞の表面に付着し、ＮＫ細胞の働きを活性化するのです。これを「ペプチドシャワー」といいます。

反対に、悲しさやストレスなどの情報が入ってくると、間脳から分泌された神経ペプチドは「悪玉ペプチド」となり、ＮＫ細胞の活性を低下させます。

では、笑えば笑うほどいいのかといえば、実は長時間笑い続けるのも問題です。１時間笑う実験では免疫力が大いに高まったのに対し、３時間笑い続けるという実験をすると、逆に免疫力が低下した例が見られました。これは、休息の神経である副交感神経が優位になり過ぎて体の緊張状態がなくなり、免疫反応が異常になってしまったと考えられます。

つまり、**免疫力を高める笑いとは、「楽しく笑う」「大声で笑う」「ほどほどに笑う」という３条件**ということになります。

ムリな節制やストイックな健康法は死亡率を高める

現代社会は、ストレスで満ちています。そのため、現代人は総じて免疫力が低下しています。ですから、私は講演会にて**「何ごとも良い方向に考えましょう」「ポジティブな思考をしましょう」**と繰り返し提案しています。心のあり方しだいで、医者いらずの体になれるからです。

私は以前、イメージトレーニングの実験を行いました。参加者に30分間目を閉じてもらって、「サンゴ礁がきれいですね。熱帯魚が気持ちよさそうに泳いでいますね」と言って、沖縄のサンゴ礁をイメージしてもらうと、全員のNK細胞活性が上昇していました。

この結果だけを見ても、快の感情が免疫力を高めることがわかります。

フィンランド症候群という言葉をご存じでしょうか。フィンランドで1974年から15年間行われた調査です。40代の部課長クラスの男性約1200人を2つのグループに分け、1つのグループには塩分、糖分を控えることと禁酒、禁煙を求め、コレステロールも血圧も正常に保つために定期的な健康診断を受けてもらいました。これに対し、もう1つのグループには、生活になんの制限も設けずに、この対照的な2つのグループの健康状態を追跡したものです。

結果はどうなったと、みなさんは思いますか。一般的な健康常識を信じている人は、節制組が健康を維持し続けたと考えるでしょう。しかし、結果は反対です。節制組の死亡率ははるかに高いものでした。「健康のため」と好きなことを控え、健康を管理しなければというまじめさが心身にストレスを与え、免疫力を低下させてしまったと考えられます。大好きなお酒もタバコも健康のためと我慢しストイックに禁欲生活を続けていれば長生きできるわけではないのです。

病気を避け、元気に長生きするためには、**人生を楽しむ心を忘れずに、何ごともポジティブに考える思考が大事**なのです。

1日1回、大声で笑う習慣が免疫力を高める

column 4

もっと幸福感を高める「幸せ物質」のつくり方

幸せに生きたい。これは誰もが当たり前に抱く感情でしょう。ところが、幸せの感受性は人によって異なります。毎日のささやかな出来事に幸福感を覚えることのできる感受性の高い人がいれば、不満や不安ばかりに目がいってしまう感受性の低い人もいます。この感受性の違いが、その人の幸福度を決定づけています。せっかく125年の長寿人生を築く方法を習得したのですから、幸せな気持ちで人生を楽しみたいものです。

幸せの感受性の違いは、セロトニンやドーパミンなど、人に幸福感を与える神経伝達物質を分泌する力がいかに優れているかにあります。私は**セロトニンとドーパミンをまとめて「幸せ物質」**と呼んでいます。

セロトニンは、人間の精神面に大きな影響を与える神経伝達物質で、**心のバランスを整える作用**があります。人が喜ばしい出来事に遭遇し、「幸せだなあ」と感じるのも、セロトニンが脳内で分泌されているおかげです。この**セロトニンが不足すると、不安感が高まり、うつ病や不眠症などの睡眠障害が起こる**ことが知られています。

ドーパミンは、**快の感情や意欲をつかさどる神経伝達物質**で、運動調節や学習などにもかかわっています。ドーパミンの分泌量が豊富で十分に機能していれば、何ごとにも意欲的で明るい性格になります。また、恋愛感情を高めるのも、ドーパミンの作用の一つであることは、先ほど述べました。

セロトニンとドーパミンは脳内の神経伝達物質ですが、何もないところからつくられるのではなく、材料が必要です。その**材料をつくっているのが腸であり、その手助けをしているのが、腸内細菌たち**なのです。

セロトニンのもとになるのは、必須アミノ酸と呼ばれる栄養素のうちのトリプトファンで、ドーパミンのもとになるのは、必須アミノ酸のフェニルアラニンです。必須アミノ酸というのは、人間の体に必要不可欠な成分でありながら、体内で十分な量を合成できないため、食物から栄養分としてとくに重視して摂らなければならないアミノ酸のことです。

必須アミノ酸は、肉や魚、卵、大豆、乳製品などタンパク質を豊富に含む食べものからつくられます。ドーパミンやセロトニンを増やすには、これらの食べものをバランスよく摂ることが必要です。うつ病になると「タンパク質を豊富に摂りましょう」と栄養指導されますが、それは幸せ物質をつくるために必要な材料だからです。

ところが、摂っただけでは脳内の幸せ物質は増えません。トリプトファンがセロトニンに姿を変え、脳内で分泌されるには、いくつかの段階を踏む必要があるからです。食事として摂取されたタンパク質は、ビタミンCの力を借りてトリプトファンへと分解されます。その後、葉酸とナイアシンの作用を受け、セロトニンの前駆体となる5・HTPという物質になり、それがビタミンB_6の作用を借りてセロトニンが分泌されます。

腸内で行われるこれらの分解の過程で重要な役割を果たしているビタミンC、葉酸、ナイアシン、ビタミンB_6などのビタミンは、腸内細菌が合成しています。人間はビタミンを自分で合成することはできず、腸内細菌が腸内で食物からビタミンを合成してくれているのです。

ドーパミンも同様です。腸内に入ってきたタンパク質が、フェニルアラニンからチロシン、L・ドーパへと分解され、ドーパミンになるまでには、ビタミンC、葉酸、ナイアシンビタミンB_6などのビタミンが使われます。腸内細菌が合成してくれるこれらのビタミンが不足していては、ドーパミンは十分な量が分泌されません。

ここまでの過程を考えると、**幸せの感受性は腸内細菌が鍵を握っている**ことがわかります。ところが、脳が人体の働きも感情も支配していると信じている人は、腸が幸せの感情をつくりだす成分を合成しているんだと説明しても、なかなか理解してもらえません。腸内細菌がいなければ、人は決して幸福感を覚えることができないのに、です。

かつて、「無菌マウスが長生きする」という研究結果が発表されたことがあります。それを真に受けて、「人間も腸内細菌がいないほうが長生きする」と述べた学者もいました。私たち生物は、過去から今日まで、無菌状態でこの地球上に存在していたことがありません。**無菌状態で生きていては、免疫力が育たない**のです。ですから、無菌マウスを私たちの住む通常の環境に連れてきたら、たちまち感染症にかかって死んでしまうでしょう。**腸内細菌が腸にいるから、私たちの健康は保たれている**のです。

しかも、無菌のマウスは幸福感からほど遠い性格になることも証明されています。スウェーデンのカロリンスカ研究所とシンガポールのジェノーム研究所の研究チームは、通常の腸内細菌を持つマウスと腸内細菌を持たないマウスを用意し、それぞれの成長を観察しました。

結果は、腸内細菌を持たないマウスは、成長後、攻撃的になり危険をともなう行動を示すことがわかりました。人間でいえば、キレやすい性格です。これに対し、腸内細菌を持つマウスはなんの問題もなく、通常の成長過程を示しました。

また、それぞれのマウスの脳の違いも調べていて、無菌マウスはセロトニンやドーパミンの量が少ないことがわかりました。

腸内細菌がいなければ、セロトニンやドーパミンの分泌がうまくいかず、精神状態に悪影響を与えることが、この研究では示されたのです。

私の友人である中国科学院の金鋒《ジンフェン》教授は、ブタに乳酸菌を飲ませる研究をしています。ブタに乳酸菌を与えると、いろいろな病気が治り肉質も良くなりました。何より目立ったのは、ブタが大変おとなしく、穏やかになったそうです。乳酸菌が幸せ物質であるセロトニンやドーパミンという脳内伝達物質の前駆体を脳に送ったためだと、金鋒教授は語っています。

まとめますと、幸せ物質を増やし、幸せの感受性を高めるためには、**第一に腸内細菌を増やし、腸内フローラを整えること**。それには、善玉菌を食事から摂り込むとともに、腸内細菌の餌になる食物繊維やオリゴ糖などを豊富に含む植物性食品をたくさん食べることです。トリプトファンやフェニルアラニンの合成に必要なタンパク質の摂取は、その次に必要になってくることです。

そしてもう一つ、大事なことがあります。**毎日、立派なウンチを出せるよう心がけてほしいのです**。「体からの大きな便り」というように、大便の大きさと状態がその人の生命力の強さを表しています。

私は世界各国ウンチ集めの旅を長いこと続けています。ウンチの半分を占める腸内細菌の量と種類が、人の免疫力と幸福感にいかに作用しているか、調査するためです。海外へ出かけたとき、ウンチを手荷物にして大事そうに運んでいると、税関でたびたび止められます。そのたびに「もし必要ならばあげます」というと、渋面で「いらない」と断られます。

世界各地の人々のウンチを見てきましたが、最も立派だったのはメキシコ人です。メキシコは食物繊維の摂取量が多いのです。1人当たり1日に93・6グラムも摂っています。これに対し、日本人はわずか31・9グラム。メキシコ人の3分の1しかありません。食物摂取量の多さは、そのままウンチの大きさに結びつきます。食物繊維が、腸内細菌の餌となり、ウンチの原料ともなるからです。

この食物繊維の量を見ていると、大変興味深いことがわかります。メキシコ人は、世界一自殺率の低い国です。一方、日本の自殺率は世界トップクラスです。また、日本では食物繊維の摂取量が、工業化された食品が多く出回るようになった１９６０年代にガクンと落ち、１９９０年代になるとさらに落ちます。反対に、１９９０年になると、うつ病患者が急増するのです。

ウンチが大きいということは、腸内細菌の量も多く、幸せ物質の分泌量も多く、幸せの感受性が高いことを表します。ウンチが小さいということは、腸内細菌の量が少なく、幸せ物質の分泌量が少なく、幸せの感受性が低いことを表します。

幸せの感受性は、腸内細菌の量と腸内フローラの状態で決まります。腸内細菌が元気になるような生活を心がけていれば、あなたの幸福感は今以上に高まるのです。

おわりに

近年、医学や化学的技術の進歩により、長寿や老化のしくみが少しずつ解明されています。その弊害なのでしょう。「何が体に良くて、何が悪いのか」の答えがどんどん変わり、混乱を招いています。

結局のところ、大事なのは腸内細菌を元気にする生き方です。生き方は、「食べ方」「食べもの」とも言い換えられます。人は、口からものを取り入れ、腸で消化吸収し、大腸で便をつくって排泄することで、生命を維持しているからです。

腸内細菌を元気にする食べ方や食べものとは、1万年前の私たちの祖先が食べていたようなものです。免疫機能など、私たちの体のしくみは1万年前から何も変わっていないからです。1万年前といえば、裸同然の姿と裸足で駆け回り、狩猟をして命をつなぎでいた頃です。肉や魚介を取り、木の実や草や草の根っこを集めていた時代です。日本ではまだ農耕が始まっていませんでしたから、炭水化物の摂取量は少なかったはずです。肉や魚介を大事な栄養源としていたでしょう。化学的につくった食品添加物にまみれた無菌の食べものはなく、土壌菌のいっぱいついた食べものをせっせと口に入れていました。こう考えていると、「何が体に良くて、何が悪いのか」が見えてきます。

文明社会の簡便さに慣らされた私たち日本人が、野生性を目覚めさせるような原始的な生活に戻るのは、簡単なことではありません。しかし、食事ならば今日からでも変えられます。本書で紹介してきたような腸内細菌を元気にする食事こそが、明日からの人生をつくっていくことになるのです。

今、日本人の食は狂ってきています。野生性を目覚めさせるどころか、自分を家畜化させるような食事ばかりしています。まず、糖質の摂り過ぎです。チンをするだけ、お湯を注ぐだけ、封を切るだけの食べものを「おいしい」というようになりました。野菜を食べるのは面倒と、サプリメントで代用させようとする人までいます。菌が一つも生きていない手軽で安価な食品を大量に頬張る姿は、まるで家畜のようです。

食は、私たちが人間らしく生きるための最後の砦《とりで》です。腸内細菌を喜ばせる食は、人間の野生性を目覚めさせますが、腸内細菌にダメージを与える食は、人間を家畜に陥れます。日本人が野生性を忘れたところから、おかしなことが多々起こってきています。

まず、病名はわかっても治らない病気が増えました。その一つがアレルギーや自己免疫疾患など免疫の誤作動により起こる病気です。免疫をつかさどる腸は、野生のような暮らしのなかでなければ自分の仕事を思うようにできないのに、脳は野生性を忘れて文明社会で家畜化した便利な生活を謳歌しようと求めます。腸と脳の間で、免疫機能は混乱をきたし、自分自身の体を攻撃するようになってしまったのです。

うつ病もそうです。「うつ病は感染症から身を守るための免疫システムの進化の結果」と述べる研究者がいます。1万年前、私たちの祖先が抱えたストレスとは、獲物や敵と戦うプレッシャーや負傷だったことでしょう。死ぬか生きるかの瀬戸際による緊迫したストレス状態で、感染症にかかった人と接触すれば、医療のなかった時代、あっというまに死がやってきました。うつ病になると、動きが鈍くなり、食欲も落ち、社会から遠ざかろうとします。このうつ状態は、感染症の罹患者に自ら近づかないようにする免疫システムの一部だと推測されるのです。

私たちの暮らす文明社会は、便利で快適だけれども、ストレスフルです。人間が本来持つ野生性を発揮できない社会では、体内リズムにそって生活することも、自分らしく生きることも難しくなり、知らず知らずのうちにストレスを溜め込みます。1万年前から変わらない免疫機能は、文明社会のもたらす精神的軋轢《あつれき》を、命を脅かす危機的状況と判断してしまい、私たちの祖先と同じようにうつ状態をもたらし、身を守らせようとするのでしょう。

また、本書でたびたび述べてきた「ガン・心筋梗塞・脳卒中・糖尿病」という4大疾病も、やはり免疫力が低下して誤作動を起こすところから生じます。活性酸素という本来自分の体を守るためにあった物質に、体内の細胞や脂質が酸化されてしまうところから引き起こされるからです。

野生性の喪失は、免疫力を低下させ、人の命も生きる力も確実に縮めます。早急に手を打たなければいけません。それにはやはり、私たちのお腹に息づく野生性の象徴ともいえる腸内細菌を元気にしてあげることから始めなければならないのです。

ところが困ったことに、日本人の食の軸がゆれ動き過ぎて情報が反乱し、何が真実なのかわかりにくくなっています。その結果、多種多様な健康法が生まれては消えていっています。最近の健康法の主流といえば、「粗食」でしょう。「一汁一菜」「肉は食べない」「プチ断食」などのキャッチフレーズが「日本人は先祖代々『一汁一菜』にご飯という食事だったが、武士も農民もみなよく働き、現代人よりも丈夫だった」「農耕民族だった日本人の体には、動物性タンパク質は必要ない」という理屈と重なると、「食べないほうが元気になれる」という錯覚を起こさせます。

　しかし、現実はどうでしょうか。日本の高齢者を見ると、低栄養が深刻な問題になってきています。東京都健康長寿医療センター研究所の新開省二《しんかいしょうじ》博士らの研究では、１９７６年から16年続けた第一期小金井スタディー、さらに１９９１年から20年間続いた第二期小金井と南外スタディーの研究結果から、「しっかり食べて栄養状態の良い高齢者が長生きしている」という結果を出しています。

　肉や魚、卵など、動物性の食品も、本書にて述べてきたように、体内で重要な役割を果たしてくれています。それを顧みず、「コレステロールが増える」「腸内で腐敗ガスが溜まる」などと、悪い方向にしか目をやらずに排除してしまうと、健康を支える大事な栄養素が入ってこなくなってしまうのです。

健康に大事なのは、食べものの内容や食べ方のバランスです。たしかに、肉は食べ過ぎれば腸内バランスを乱しますが、週に3日程度ならば問題ありません。コレステロールが増えて怖いのは、活性酸素によって酸化し毒性を持ったときで、肉を食べるときにフィトケミカルを含む野菜を一緒に食べれば、何も恐れる必要はないのです。

私は健康とは、自然と対応して自らの力で獲得すべきものだと考えています。もしあなたが健康に不安があるのならば、食や健康や医学の専門家と呼ばれる人たちの主張に目を向ける前に、自分の中にある野生性、すなわち腸と腸内細菌とまず向き合うべきです。

「今日の腸の具合はどうか。腸は何を望んでいるのか」

「腸内細菌を元気にするには、何を食べてあげればよいのか」

その問いかけから、必ず、あなたの健康は心身ともに引き出されていきます。

さあ、あなたは今日からどんな食事をしていきますか？　長寿食とは、〝腸〟寿食です。

腸を慈しむ食事こそ、医者いらずの健康な心身を築き上げます。腸寿食を実践していれば、ピンピン元気で125歳まで生きることも夢ではありません。本書で紹介した30の方法を今日から実践し、「あるがまま」に楽しく生きる人生に役立てていただけましたら、著者として望外の喜びです。

最後に、本書の刊行にあたり、編集ばかりでなく、いろいろな助言をいただいた高田幸絵さん、太田真弓さん、そして株式会社ワニ・プラスの寺林真規子さんに心より感謝いたします。

著者記す

腸をダメにする習慣、鍛える習慣

腸内細菌を育てて免疫力を上げる30の方法

著者 藤田紘一郎

2013年4月25日 初版発行
2015年6月10日 11版発行

藤田 紘一郎（ふじた・こういちろう）
1939年、旧満州生まれ。東京医科歯科大学卒業。東京大学医学系大学院修了、医学博士。金沢医科大学教授、長崎大学教授、東京医科歯科大学教授を経て、現在、東京医科歯科大学名誉教授。人間総合科学大学教授。専門は、寄生虫学、熱帯医学、感染免疫学。1983年、寄生虫体内のアレルゲン発見で、小泉賞を受賞。2000年、ヒトATLウイルス伝染経路などの研究で日本文化振興会社会文化賞、国際文化栄誉賞を受賞。主な近著に、『腸内革命』（海竜社）、『こころの免疫学』（新潮選書）、『50歳からは炭水化物をやめなさい』（大和書房）、『脳はバカ、腸はかしこい』（三五館）などがある。

発行者 佐藤俊彦
発行所 株式会社ワニ・プラス
〒150-8482
東京都渋谷区恵比寿4-4-9えびす大黒ビル7F
電話 03-5449-2171（編集）
発売元 株式会社ワニブックス
〒150-8482
東京都渋谷区恵比寿4-4-9えびす大黒ビル
電話 03-5449-2711（代表）

編集協力 高田幸絵 太田真弓
装丁 橘田浩志（アティック） 小栗山雄司
DTP 内堀明美
印刷・製本所 大日本印刷株式会社

ISBN 978-4-8470-6060-1
ワニブックス【PLUS】新書HP http://www.wani-shinsho.com